U0377163

顺其自然的森田疗法

# 战胜自己
## 顺其自然的人生智慧

主　编　施旺红　王　娥

副主编　李逢战　金银川　马阳光　施　翌

编　者　（按姓氏笔画排序）

　　　　马阳光　王　娥　李逢战　吴忠英

　　　　宋　磊　金银川　施　翌　施旺红

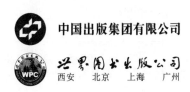

中国出版集团有限公司

世界图书出版公司
西安　北京　上海　广州

图书在版编目（CIP）数据

战胜自己：顺其自然的人生智慧 / 施旺红，王娥主编 . —西安 : 世界
图书出版西安有限公司 , 2023.7
（顺其自然的森田疗法）
ISBN 978-7-5232-0599-0

Ⅰ . ①战… Ⅱ . ①施… ②王… Ⅲ . ①精神疗法 Ⅳ . ① R493

中国国家版本馆 CIP 数据核字（2023）第 136803 号

| | | |
|---|---|---|
| 书　　名 | **战胜自己：顺其自然的人生智慧** | |
| | ZHANSHENG ZIJI: SHUNQIZIRAN DE RENSHENG ZHIHUI | |
| 主　　编 | 施旺红　王　娥 | |
| 责任编辑 | 马元怡　李　娟 | |
| 装帧设计 | 新纪元文化传播 | |
| 出版发行 | **世界图书出版西安有限公司** | |
| 地　　址 | 西安市雁塔区曲江新区汇新路 355 号 | |
| 邮　　编 | 710065 | |
| 电　　话 | 029-87214941　029-87233647（市场营销部） | |
| | 029-87234767（总编室） | |
| 网　　址 | http://www.wpcxa.com | |
| 邮　　箱 | xast@wpcxa.com | |
| 经　　销 | 新华书店 | |
| 印　　刷 | 西安雁展印务有限公司 | |
| 开　　本 | 787mm×1092mm　　1/16 | |
| 印　　张 | 10.5 | |
| 字　　数 | 165 千字 | |
| 版次印次 | 2023 年 7 月第 1 版　2023 年 7 月第 1 次印刷 | |
| 国际书号 | ISBN 978-7-5232-0599-0 | |
| 定　　价 | 52.00 元 | |

医学投稿　xastyx@163.com　‖　029-87279745　029-87285296
☆如有印装错误，请寄回本公司更换☆

　　1993 年我第一次接触森田疗法以来，至今已有 20 余年。在此期间，我深深感受到，森田理论确实是一种非常适合中国人的心理疗法，不仅有利于神经症患者进行心理调适，而且是一门实用的人生哲学，尤其对于那些性格内向、具有"杞忧"心理特征、生活欲望极强烈的人群而言。同时，它对提高正常人的心理健康水平亦有诸多益处。

　　改革开放以来，我国发生了翻天覆地的变化：工业化、城市化和现代化的快速发展为人们带来便利的同时，也给人们的灵魂造成了前所未有的冲击，生活节奏加快，工作竞争激烈，来自各方面的压力越来越大。2018 年 7 月 24 日，在华山长空栈道，一名头戴帽子、身穿灰色外衣、体态稍瘦的男子解开身上的绳索，转身跳下悬崖，一个鲜活的生命在众目睽睽之下消失了。不少人产生疑问：这位轻生者来自哪里？为什么会这样做？或许是感情受到伤害，或许是不被亲朋好友理解，或许是加班熬夜累到无话可说，或许是身体健康正在遭受威胁，这些生活中的不如意往往造成神经症患者突然崩溃。

　　虽然现代社会的物质产品极为丰富，但是仍然有少数人群感到焦虑、紧张和压抑。淡漠的人情催生孤独，膨胀的欲望无法满足，不良现象催生的歪曲价值观和世界观加剧了信仰危机，人们在生活中逐渐迷失自我，各种烦恼甚至各种心理问题越来越多。人们不禁思索：人生的意义在哪里？怎样才能摆脱烦恼？怎样才能在迷失中找回自我并拥有一个充实的人生？

　　其实，烦恼是人类自然产生的一种情绪。每个人都有烦恼，不同年龄阶段有不同的烦恼。生活是一首歌，吟唱着人生的悲喜和苦乐。烦恼是不可能消失的，它与幸福紧紧相随。顺其自然的森田疗法告诉我们：对抗烦恼或者消灭烦恼是不可能的，只有顺其自然，为所当为，才能使自己立于不败之地。

我们生活在一个属于自己的时代，机遇与难题并存，快乐与烦恼与共。学会换位思考，人生也许就会海阔天空。本书从人生的烦恼和顺其自然的森田疗法两个方面与大家分享学习和运用森田疗法的技巧。但愿这本书可以像炎热夏天的一丝凉风，能给烦恼的人带去些许快乐。更多关于森田疗法的资料，可以查阅网络森田疗法学院 QQ 群（群号：369256946）中的群文件和新浪微博（微博名称：森田疗法专家）。

衷心感谢所有信任和支持我的朋友们，没有你们的鼓励，就没有本书的出版。

衷心感谢我的爱人和孩子。几十年来，我几乎将所有的业余时间都用于学习日语和研究森田疗法，很少陪伴她们。没有她们对我的理解和宽容，我不可能有完美的家庭和幸福的生活。

施旺红

2023 年 5 月 1 日于西安

**目录**
**Contents**

# 上篇 人生的烦恼

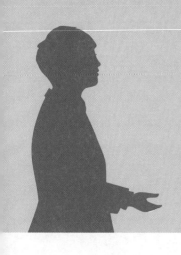

# 第一章
# 人类烦恼的来源

随着社会的发展，生活节奏的加快，人们变得越来越不快乐。去医院的病人越来越多，医患关系越来越紧张；离婚率越来越高，家庭关系也越来越复杂；自杀的人也越来越多，新闻报道中时不时会出现这类事件。大家都在纳闷，为什么现在的人生活条件比以前好了，但是幸福指数却是下降的？有人总结：生活好了，心复杂了；防备重了，人情淡了；沟通少了，误解多了；虚假多了，真诚少了；索取多了，奉献少了；心志少了，迷茫多了。这些总结的确非常好，可是这也很难深刻解释，为什么一个年轻人各方面条件都好，本应该享受美好生活，却会毫无依恋地跳楼。为了更好地帮助大家提高生活质量，提高心身健康水平，笔者通过"人生的烦恼"和"顺其自然的森田疗法"两个篇章，系统探讨现代人烦恼的来源、种类、性质，以及如何运用心理学方法进行自我调节。

日子已过得不错了，我们却有更多的烦恼，其实，古人早就总结了：人生苦海。人们生活在这个世上，必然要经历各种烦恼，这是人类心理发展的自然规律。现代人的烦恼主要来自以下几个方面。

## 一、聪明带来的烦恼

人类是地球上智商最高的动物，高智商固然好，但也会给我们带来烦恼，即聪明反被聪明误。聪明的人爱思考问题，人生在世总有许多问题弄不明白：人究竟生从何来，死向何去？人死了是否有来生，如果有来生又将是什么情形？今生与来世的关系如何？人与人之间为什么有的缘分特别好，有的却无缘无故彼此看不顺眼？人的贫富贵贱是天生的，还是靠后天的努力？人究竟有没有命运？世界是怎么回事？这个世界与自己的关系如何？由于人们对宇宙和人生缺乏正确的认识，始终生活在迷茫和思考中；由于找不到生活目标或意义，于是感到很烦恼。

### 二、欲望带来的烦恼

随着科技的不断发展，人类物质生活日益丰富了，生活水平提高了，人的欲望应该得到满足了，可在现实生活中，人与人是有很大差别的。比如，虽然自己有车，但看别人家的车是宝马、奔驰，心里就感到难过；大学毕业了，虽然找到工作，但和同学一比，别人工作清闲，工资高，立即感到压抑；同学聚会，别人带了漂亮的女朋友，自己的女朋友没有人家的漂亮，甚至连女朋友都没有，也是难免唉声叹气。总之，生活再好，新的烦恼总是接踵而至。社会在发展，人的欲望也在不断膨胀，烦恼只会越来越多。

### 三、生老病死带来的烦恼

有生必有死，生老病死是人生必经之路。我们生活在这个世界上，谁都有过轻重不同的病。一般的小小病痛都使我们难受得六神无主、坐立不安，如果病情严重更是让我们百般受折磨。最惨的是有的人老来无人管，病时也无人问，自己又没钱，只能独自一人凄楚落泪。有的人患了绝症治不好，病床上翻来覆去，求生不得，求死不成，简直是苦不堪言。死就更恐怖，将断气时，体内各种细胞渐渐衰弱，气脉血液流不动了，亲人们都在身边哭泣，自己心里有话讲不出来，眼看马上就要离开亲人和骨肉，真是千般凄苦、万般无奈，心里面是多么眷恋他们，又多么不舍得离开这个世界啊！无奈生命已到尽头，死后的世界是那么遥远、陌生、黑暗和恐怖，一个人凄凄楚楚不知要到何处去。所以，对于死亡，人们本能地会有一种畏惧。

## 四、爱别离带来的烦恼

虽然人生有苦有乐，但终归还是苦多乐少，甚至许多快乐到头来都成了痛苦的根源。比如在我们生活中，能与自己喜欢的朋友或关心自己的亲人在一起，固然是一件乐事，但这个瞬息变幻的世间，随时随地都会把我们分散扯开，或是亲友弃而走之，或是亲人暴病而卒，这时你就会感到痛苦无比，这是爱别离苦。生活中还有一种"求不得"之苦，就是自己喜欢的人或物，乃至某种事业，心心念念想得到，但终究是水月镜花。人际上还有一种怨憎，就是自己生活的周围，有些人就是与自己过不去，处处与自己作对，真不想见到他，可是又每天抬头不见低头见，真是冤家路窄，实在令人苦恼。

## 五、自然灾害带来的烦恼

尽管科技水平不停地向前发展，科研成果也很惊人，但是对于大自然的千变万化我们还是束手无策。自古以来，地震、火山爆发、瘟疫、洪水等自然灾害给人类带来了不可避免的悲剧。雨水过多我们好难受，太阳炎热我们受不了，台风吹来我们好担心，财产和生命随时都会遭到危害。冰雹打来，天昏地暗，人们不仅冷得难受，有生命危险，而且农作物严重损毁，一年的收成因此泡汤。洪水来临就更惨，轻则财物损失，田地被冲垮；重则房屋倒塌，人命遭殃。大自然的面孔既无常又无情，说变就变，而我们对付它的办法却远远不够。

人类的烦恼举之不尽，说之不完，但归纳起来，不外乎心理、生理、社会、自然等四个方面。为了解决这些问题，首先我们得想办法认识它、透视它、找到它产生的根源，然后才谈得上对症下药解决它。

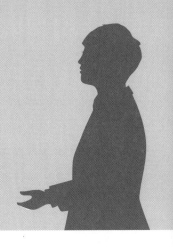

# 第二章
# 黑色的六月

　　每个孩子来到这个世界，就像天使，无忧无虑。可是，在中国，两岁之后，这种快乐的日子就越来越少，孩子进了幼儿园，就开始进入社会。为了不输在起跑线上，家长、老师和社会就为孩子准备了各种兴趣班、辅导班、培训班，从此就慢慢进入了无休无止的竞争中，随之而来是无穷无尽的压力，日积月累，无法承受，如果不能及时自我调节，孩子的压力终将爆发，爆发的时机——黑色的六月。

　　为何称六月是"黑色的六月？"因为在这个月，高考、中考、小考，各种考试接踵而至。分数决定着命运，所以六月对孩子们来说是残酷的。面对这一重要关头，他们吃无滋味，睡不香甜，心里焦急异常，情绪容易激动。想看书，又看不下去；想休息，又安不下心来。长此以往，形成恶性循环：越过度焦虑，学习上越没有进步，心里便越着急。而且中、高考过后，往往是学子们自杀、自毁的高峰时期，故称为"黑色的六月"。

　　曾有一位家长给我写来一封求助信：

*施教授：请帮帮我女儿吧！*

尊敬的施教授：

　　您好！

　　我是您《顺其自然的森田疗法》的读者。今天我怀着十分虔诚的心向您求助。

　　我的女儿今年已满14岁，刚上初三。医生诊断她有观念强迫症，现在还伴有抑郁症。情况大致是这样的：女儿小学升初中时考得不理想，以

15分之差与本地所谓的重点中学擦肩而过，经人介绍，我们挤进了另一个学校的尖子班，这个班的学生分数比那个重点中学还高。孩子在班上的入学分数排倒数第二。尖子班里各种各样的排名和评比很多，作业繁重。每个学期每个孩子都要找一个PK对手，互相竞争，为了证明自己不是最差的，孩子学习非常刻苦，成绩一路上升。初一的情况还算可以，没发现有什么特别异常的。

初二开始，孩子成绩还是不错，但忽略了与同学的交往，同学关系一般，而且学习竞争压力更大，作业更多。

今年3月份，因老师调了一位她最不喜欢的同学跟她同桌，她当时跟老师强烈反映希望能换位，但老师觉得她应该学会适应，所以没有同意。就这样强行坐了1个月之后，她变得很害怕换位了，对换位特别敏感！后来又逐渐变成对同学摇腿等小动作敏感，随后又慢慢开始对不确定的东西害怕。

为了帮助她，我们征求她的意见，换了环境，去郑州读书。结果去了郑州五天以后，她就打包回来了，害怕同学会欺负她，并且觉得生活没意思，想跳楼自杀。后来觉得跳楼自杀可能看相不好，觉得吃安眠药比较好（这些都是她跟我说的），并将想法写在QQ签名上。现在又回到了原来的班，刚开始在老师和同学的帮助下，好了两天。昨天学校举办初三动员大会，学校又开始中考倒计时，要求每个孩子将中考分数目标贴出来，并写出自己的PK对手；还有个别老师说，晚上不能10点前睡觉，要多写作业等，孩子又感到压力巨大；再加上转学期间落下了一些课，另外，跟老师要求换位时，老师告诉她这是最后一次换位的机会了。她感觉到压力巨大，觉得生活很没意思，觉得自己是一个很没用的人，只会给别人添麻烦，不如死了算了。于是去医药商场买安眠药，工作人员说没有处方，没卖给她。（这些都是孩子口述给我的。）

孩子爸爸是大学老师，2006年因脑溢血与死神擦肩而过。后来一两年，我们对孩子情感的关注不够，可总体来看，孩子跟父母关系还算不错，什么想法都跟我们讲，也很体恤我们，但就是有一点儿任性，有时我也比较迁就她。

关于情感方面，孩子从小学五年级的时候喜欢上了一个男孩，单相思，她说那个男孩品学兼优，苦的时候，想想那个男孩就开心。我也有了解，的确不错，我没怎么阻止她，只是稍作引导。现在这个男孩中考成绩很好，考到了省重点中学。她还是挺思念他，只是觉得那个男孩的成就是她可望而不可即的。但事实上并非如此，我女儿有很多特长，只要能静下心来，不但成绩好，文章也写得好，体育也好，兴趣广泛，长得也不错。可她就是认为自己没有希望了！

施教授，我真是心急如焚，我该怎么办呢？要不要休学？要不要请心理医生专门辅导？能不能让孩子上强迫症援助网站？

真诚地盼您回复！感谢万分！祝您健康，顺利！

家长敬上

2010 年 9 月 10 日

收到这封信，我内心久久难以平静，我不可能用三言两语安抚这位痛苦的家长，解救孩子于水深火热的高考苦海，这需要整个社会反思。希望看了这篇文章的朋友们能善待自己的孩子！

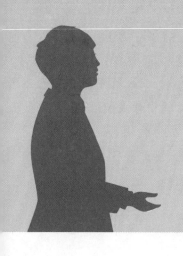

# 第三章
# 我是一只小小鸟

有时候我觉得自己像一只小小鸟

想要飞却怎么样也飞不高

也许有一天我栖上枝头却成为猎人的目标

我飞上了青天才发现自己从此无依无靠

每次到了夜深人静的时候我总是睡不着

我怀疑是不是只有我的明天没有变得更好

未来会怎样究竟有谁会知道

幸福是否只是一种传说我永远都找不到

……

所有知道我的名字的人啊　你们好不好

世界是如此的小　我们注定无处可逃

当我尝尽人情冷暖　当你决定为了你的理想燃烧

生活的压力与生命的尊严哪一个重要?

……

赵传的一首《我是一只小小鸟》唱出了许许多多职场人员的心声。在当今社会,在大城市,面对高昂的房价、繁重的工作、低廉的工资,个人总会觉得自己很卑微,很无奈,就如同是一只无处可逃的小小鸟。

我曾看到过这样的报道:

某个大雪纷飞的日子,在西安火车站广场,一个男人坐在老虎车里等生意。他又冷又饿,掏出包里的干粮,大口大口吃起来,吃着吃着,他低下头，哭了起来……

某个大雨滂沱的夜晚，坐在户外烧烤摊上的一个人，点了两瓶啤酒，一碟小串，坐了很久，浑身被雨水浇得精透，然后，抱头痛哭。或许是有了雨的庇护，他才敢这样放声哭泣。

某个外卖小哥在送餐途中遭遇车祸，当场骨折，但他艰难爬起来继续骑了3公里又爬了4层楼，将外卖准时送到客户手中。他不敢去医院，单子如果遭到投诉就会被罚款300元，这让他没有别的选择，他必须这样做。

某公司程序员被单位裁员，中年的他选择从26楼跳下。他无法回去面对家人，无法想象"我失业了"会对家人造成怎样的冲击，家人无法接受，他更加无法接受，于是他彻底崩溃。

某个晴朗的夏日，在华山长空栈道上，一名男子解开身上的绳索，转身朝着悬崖跳了下去。一个鲜活的生命，在众目睽睽之下消失了……

有些人的崩溃是一种默不作声的崩溃，不会歇斯底里，他或许会很正常，会说笑、会打闹。可是在某一时刻，积累到极致的他需要释放。有时这种释放的代价便是生命。

有人曾说，成年人的崩溃是悄无声息、不着痕迹的。照常工作，照常养家糊口，照常吃喝拉撒。该笑的时候笑，该活跃的时候活跃。不会愁眉苦脸，也不会喝得醉醺醺。只是有一天，心中的那点火焰，突然就熄灭了。

这个世界上，有很多心碎的人。他们也许是受了感情的伤，也许是不被世人理解，也许加班熬夜累到话都不想说，也许身体正受到各种疾病的威胁。

成年人的生活，没有"容易"二字。

早高峰的地铁，有多少忙碌到连早餐都没时间吃的人。晚上的写字楼，灯火通明到第二天凌晨，有多少人为了多赚一点钱不停加班，来不及去医院，来不及和家人团聚，来不及做自己喜欢的事。

美国电视台曾经做过一个知名的实验，现场为六个临时招募的志愿者准备了一封信，这六个人的年龄、身份、工作、生活层次各不相同。工作人员让他们在指定的地方拿一封由"心灵感应大师"提前写好封存的信，每个人看到信都惊呼不可思议！他们有的痛哭流涕，有的失声尖叫，他们都说这个"心灵感应大师"太厉害了，知道每个人的心事，而且，在见到大家之前，他就能知晓每个人的心事。后来当主持人让他们把各自的信读出来时才发现，其实，他们收到的是同样一封信，这位"心灵感应大师"也只是一位心理学家而已。这封信是这样写的：

你不是没有考虑过摆脱眼下的一切，但你狠不下心来。善良已经成为你的软肋，让你屡遭欺骗。你知道这对你来说太不公道，只是为了你的至亲所爱，你选择了隐忍。但你的心，越来越失望。他们已经习惯于把你的大度与包容视为软弱可欺，就连你自己都把握不准了。改变？在这个过程中有可能带来的任何伤害，都是你无法接受的。委屈与无奈，你已经默默承受至今。

其实，这封信所表达的是很多人共同的心态：

多数人都认为自己是善良的，并因为太善良而屡屡吃亏受骗；自己遭受了不公正甚至极不公正的对待；自己应该得到更多；自己为了家庭、友人，付出了极大的代价。

其实，这种委屈，只是一种自我防御机制，是大部分普通人对于自己不够成功的自我安慰，用这种委屈心情平衡失落和焦虑，逃避要为普通而承担的责任。

而那些注定会成功的人，他们并不是没有委屈，只是不会把委屈作为消沉和安于现状的理由，他们明白，抱怨无济于事！

是的，每个人都在奋不顾身，不是只有你受尽委屈！

我们活着，有太多的不容易。每个人都承受着压力和痛苦，内心都充满了焦虑和不安。但人生总是如此，要学着缓解压力，要努力好好活着。要善待自己和身边的每一个人，我们相互拥抱，就不会孤单。

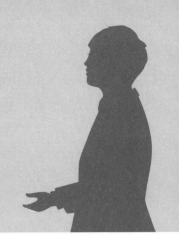

# 第四章
# 母亲的爱是湿棉袄

高尔基曾经说过，爱孩子，这是连母鸡都会做的事。世上的父母，没有不爱孩子的，尤其在当今中国社会，许多家庭是独生子女家庭，孩子是家庭的未来。为了孩子，母亲无怨无悔牺牲自己的一切。可是母子关系到底怎么样？孩子感受到母亲的爱了吗？孩子对父母的爱感恩吗？

据腾讯发布的《朋友圈年度亲情白皮书》显示，52%的年轻人朋友圈屏蔽了父母。根据数据显示，屏蔽父母的微信用户中63%的人表示怕父母瞎担心，55%的人表示父母无法理解自己，50%的人怕父母反对或不支持自己，50%的人追求自己的空间，33%的人不喜欢唠叨。

这又让我想起鲁迅的一句话：母亲的爱是湿棉袄。

亲情——血浓于水——来自本能，亲情是美好的，可许许多多的痛苦也来自亲情！

父母对孩子常常过分保护，过分溺爱，过高期望，最后的结果是毁了孩子，也毁了自己。

母亲过度的牺牲不是爱，是不能承受的负担。

相信很多子女一定听过母亲这样的抱怨：

"我舍不得吃，舍不得穿，什么都给你们好的，起早贪黑地干活都是为了你们，为了这个家，你却这样不懂事，真让我伤心。"

母亲会爱护孩子，热爱家庭，为了家人任劳任怨，不断付出，但是一个人过度牺牲，长期让自己受委屈，既不会让自己感觉幸福，也会让身边的人产生愧疚、压抑的情绪。

多年前有一则新闻引起热议：哈尔滨有一个单亲母亲，从儿子中考一直陪读到儿子考研。孩子两次考研两次失败，为了母亲，他还想再考。但严重的抑郁症使他再也考不下去了。孩子持刀自残，母亲夺刀相救，结果被误刺，险些要了她的性命。

据说这位母亲本来是一个性格开朗、工作干练的基层妇女干部。当她下决心进城陪读的时候，刚刚40岁出头，她拒绝再婚，辞掉工作，卖掉房子，全部心血都倾注在了儿子身上，结果换来的不仅是孩子考试的失败，也毁了孩子的人生。

母亲把全部心思都放在孩子身上，没有自己的理想和追求，不仅自己活得累，而且还会给孩子造成巨大的精神压力和负担。

过分溺爱容易导致孩子以自我为中心，失去爱他人及感恩的能力。

现在大学生有心理问题的较多，产生这些问题背后的主要原因是家庭教育。比如家长宠着孩子，什么好吃的都先给孩子，让孩子认为理应如此，缺乏感恩之心。由此也在孩子心里种下了自私自利的种子。人生的第一粒"扣子"没有系好，长大后想改变就难了。

关于自理能力的问题，有些家长从不让孩子做家务，总以为孩子还小还要学习，孩子的事就全包办了。这会导致孩子有依赖心理，没有很好的自理能力，不能真正理解家长的辛苦，从而进一步助长了自私的毛病。

过高的期望往往导致失望。这是家长的问题，也是整个社会的导向，或者说是教育体制问题，其中最突出的就是高考导向。

不少家长认为：上了好的幼儿园才能上好小学，上了好小学才能上好中学，上了好中学才能上好大学，上好大学才有好的前途未来。在这个逻辑指导下，家长、学校在孩子很小的时候就开始给其加压，美其名曰："不能让孩子输在起跑线上！"于是，小小的年纪就要应对各种各样的辅导班——奥数、英语、兴趣班、特长班……家长还振振有词地说："让你上这些班都是为了你好，是爸爸妈妈省吃俭用拿出很多钱供你去，还要牺牲自己的时间去陪你。我们为你付出这么多，你怎么就是不知道理解父母的一片苦心呢？"

看似父母们的逻辑天衣无缝、无懈可击，如果试着换位思考一下，那么小一个孩子本来可以每天开开心心地玩耍，这些天性被压抑、权利被剥夺了，孩子不出问题才怪呢！这也是学生厌学的一个重要原因。

那些企图控制孩子，想要以牺牲自我为条件换取孩子成功的父母，很有可能会害了自己的孩子。他们太期望孩子成功，于是用过于理想的标准要求孩子，对于孩子的努力视而不见，而稍微有一点不符合自己愿望的地方就立即斥责，打着爱的旗号进行语言攻击，这样会在不知不觉中毁掉孩子。

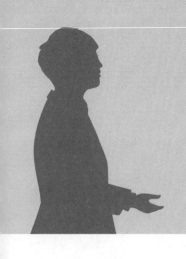

# 第五章
# 人生得一知己足矣

　　人生的美好是人情的美好，人生的丰富是人际关系的丰富。人人都需要友谊，没有人能独自在人生的海洋中航行。朋友让你快乐，朋友倾听你的烦恼，并给你提出一些建议。朋友对于我们所有人来说都非常重要，一个真正的朋友能和你同甘共苦。然而，在物欲横流、竞争激烈的当今社会，知心朋友又更可遇而不可求的。

　　我从小人缘都挺不错，从一年级到现在，我自认为交的都是些肝胆相照的好朋友。可是上了六年级，我渐渐发现我所谓最好的朋友离我越来越远，放学也不再和我一起走，上下课也不像平常那样找我，见了我就会快步离开。难道我什么地方做错了？一次，我忍气吞声地走到她们面前，询问最近为什么对我这样，可她们却对我不理不睬，我很不解，曾经说要一辈子做好朋友的朋友去哪了？事情发展得越来越复杂了，我和她们之间的误会越来越大，现在没有办法弥补了。

### 案例二

　　我是个快21岁的学生，没有朋友，我感觉很孤独。我从小性格就比较内向，主要是怕生，而且还不太合群。因为小的时候老是被关在家里不和人交往，所以我什么玩的活动都不在行，暑假和寒假是我最痛苦的时候，每次都是一个人在家上网，偶尔出去找同学玩，但也就一两次。我好想有人天天陪着我玩。但是真的不知道该怎么办。

其实每个人都是害怕寂寞的，每个人都需要朋友。可朋友间的关系用"刺猬距离"来形容很贴切，离太远，会冷；靠太近，会痛。人与人之间的距离也是如此。平时我们在一起好像无话不谈，但彼此之间都在小心翼翼地维持着一种平衡，这种平衡如同刺猬一样，靠太近了，彼此会被扎伤，每个人都有自己的空间与思想，我们不可能做到事事都与朋友分享，总有不想让别人知道的秘密，这就是我们身上的刺；但是离得太远又感觉很冷淡，朋友之间似乎不应该这么生疏。而且人有一个共同的毛病，那就是好奇心，人人都想探知别人的隐私。

普通人之间的距离，大抵处于一种互不侵犯的状态。父子、母子、兄弟姐妹之间的距离，大体上是处于一种血缘关系之下的亲情状态。朋友之间的关系，特别是知己，如俞伯牙与钟子期之间的容忍度是非常高的，彼此几乎接近零距离。但只是几乎达到，而不是已达到零距离，且这种关系在世上是少之又少，即使苦苦追寻，也很少有人能寻到知己。有的人自以为夫妻间同床共寝，是没有距离的，好像是越近越好。其实不然，夫妻的距离远了，分道扬镳；太近了，会发生矛盾，就好像自己的牙齿咬自己的舌头那样。所以，距离产生美。如果没有了距离，小则制造生活的烦恼与不快，大则酿成灾害，甚至伤及无辜，危害生灵。

人心总是随着世事的变迁而不断改变着，而世事的变幻又总是出人意料。有些人昨天还称兄道弟，今日却分道扬镳。有的人在穷困潦倒时遇上好心人相助会感激涕零，一旦飞黄腾达就趾高气扬不再把帮助过他的人放在眼里。虽然如此，但人世间无私而真诚的友情也还是有的，只是要经过时间和困难的考验。正所谓"路遥知马力，日久见人心"。朋友易寻，知己难觅。能成为朋友一般都是因某人、某事、某物的因素，彼此间由"相互吸引"而起步的。然而，随着时间的推移和进一步的交往，继续深化直至成为知己的又能有几人？

那么，何谓知己？简单地说，就是知道、了解自己内心的朋友。鲁迅在谈及朋友时，他写道："人生得一知己足矣，斯世当以同怀视之。"知己是难求的，你一生中可能有很多好友，但是却不一定有很多的知己，知己也许就是一个人一生的追求，知己是自己精神上最终的追求。

陈子昂《登幽州台歌》："前不见古人，后不见来者。念天地之悠悠，独怆然而涕下。"这样的诗句读来让人潸然泪下，自古至今，人都孤独，都渴望知己，如果你能有知心朋友，一定要珍惜！

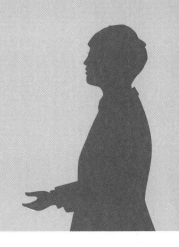

# 第六章
# 生活教我学会放下

以下是一位学员听完我的讲座之后，于 2008 年 12 月 5 日写下的人生感悟。

今年最大的收获就是认识了施教授，从此，在探索点亮心灵天空的路上不再孤单。

当我在课堂上目睹了一位因社交恐怖症被迫辍学的妙龄少女，经施教授仅一次咨询，竟然能走进教室，并终于战胜自己站在我们的面前发表演讲时，我领悟到了什么叫神奇。

那天，施教授给我们上咨询技能课，恰好来了一位咨询者，就是这位辍学在家的妙龄少女，陪伴她的还有白发苍苍的父亲。

课堂上，施教授非常自然地过渡到了这位姑娘，而后也是非常自然地让她站上讲台给大家演讲。我们给她热烈地鼓掌，希望奇迹出现。果然，她终于从座位上站了起来，迟缓地迈出了第一步，掌声更加热烈了，她终于缓缓地来到了讲台前。面对大家，她没有抬头，突然她将头深深地埋在怀里抽泣。足足过了三分钟，她还是那样的怯懦。这时，施教授及时给她了一些鼓励和暗示，她终于开口说话了。一分钟，五分钟，十五分钟，时间一点点地过去，姑娘居然最终抬头扫视我们。姑娘的神情越来越放松，声调也越来越自如，这时，许多同学感动地流下了热泪，而我早已泣不成声。在这一刻我感受到了森田疗法的魅力，在这一刻我也感受到了施教授以心传心的真谛。

我的先生是我的初恋情人，经过长达四年之久的恋爱，我不顾家人的反对，终于和他步入了婚姻的殿堂。那一刻，我觉得自己是世界上最幸福的女人。

第二年，我做了母亲。

婚后的五年中，我们如同恋人一般恩爱甜蜜，成为同事心中最为理想的一对夫妻。先生沉稳、豁达、善良、浪漫、才华横溢、温文尔雅，是我心中最完美的男人。我们时不时会去喝喝咖啡或是去优雅的茶楼细细品茶，特殊的日子彼此都会收到对方精美的礼物……谁说婚姻是爱情的坟墓？

婚后第七年，"哪有什么'七年之痒'，爱情是能够保鲜的！"这是我的论断。有一天，先生突然提出家里要买台电脑，为了学习、查资料。我说："好，买！"后来的日子，先生夜夜坐在电脑前"苦读"，我除了心疼，毫无戒心。由于对网络一无所知，加之对电脑毫无兴趣，我不知道上网除了学习、查资料之外还能做什么？

偶然的一次和同事提起先生喜欢上网的事，同事调侃道：小心点，别网恋！我哈哈一笑，不会，世上男人都恋光了，我老公也不会！

终于有一天，我发现了他的恋情，而且不仅仅是恋情！一个幸福的女人，一个自信的女人，一个众人眼里分外姣美的女人，瞬间从幸福的巅峰坠入痛苦的深渊。在那一刻我只觉得天昏地暗，除了痛苦，更多的是愤怒！我怎么能容忍丈夫对我的背叛！我怎么能原谅丈夫对我的欺骗！我怎么能甘心给自己一个这样的婚姻！

内战不可避免地爆发了，我成了为自由、民主而战的战士，他成了伪君子、真骗子的薄情郎。我一次次地讨伐，他一次次地忏悔。

带着心灵的创伤，我走进了心理咨询室，从此爱上了心理学。半年后，我考取了心理咨询师。

三年很快过去了，我们的婚姻迎来了第十年。应该说，这三年是幸福的三年，孩子慢慢长大了，家的氛围越来越浓厚。更可喜的是，我考取了心理学的硕士研究生。选择就读在职研究生还是脱产研究生时，考虑到孩子，更重要的是，防止家庭再次"西安事变"，我选择了前者。我相信，我们之间雨季不再来。

2006年，是我无法忘却的一年。这一年，我们结婚十周年，这一年，我顺利地通过了答辩，这一年，我……

不知道是命运的安排，还是巧合，2003 年 6 月 13 日，我第一次知道了他的不轨，2006 年 6 月 13 日，整整三年，我再次获悉了这一生中最不想知道的真相。一切的一切，都是那样的滑稽可笑，我一直在辛苦地清除垃圾，结果蓦然回首，最大的遗弃物就是自己。我失魂落魄地走在雨中，任冰冷的雨滴肆意敲打我麻木的神经，我已经欲哭无泪。挣扎了几天，我决定原谅他，一切重新开始吧！在忐忑不安中等到了这样的一个答案，他感动地泣不成声。我相信他是真诚的，我也相信他是爱我的，只是……

2006 年 6 月 24 日夜，我们有了十天来的第一次长谈。我说："你一定是对我哪里不满意，能告诉我吗？我改。"他说："不是你的错，我不是人，但是，我从来没有想过要舍弃你和这个家。"此时，一个怪异的念头突然闪入我的脑海里，我想清楚地知道他是什么时候开始和别的女人有了第一次，在哪里，一共和几个女人发生了关系。不幸的是，我一一问，他居然一一回答。等他答完，我彻底崩溃了。在他入睡后，我吞下了大量的安眠药。在那一刻，死是一种幸福的选择。

七十二小时之后，我终于醒了。接下来的几天，我明显地发现自己变成了另外一个人。一个麻木、冷漠、焦虑、玩世不恭的女人。所幸，我当时要飞往北京参加毕业答辩，许多行为单位的同事未曾看见。

到了北京我将发型做成了爆炸型，并调染成金黄色，别人调染是一缕缕，而我要求一团团，走在街上引来异样的眼光，我居然毫无反应。我抽起了香烟，确切地说，是叼起了香烟。因为，我更需要的是一种姿态。

我决意离婚。当我将决定告诉先生时，他苦苦哀求，能再给我一次机会吗？我冷冷地说："三年前就给过你机会了。"

现在我要为自己做一次选择。

有一天，我在去往西单图书城的地下通道看见一位小太妹，叼了支烟，那个形象太打击人了。我突然意识到许多日子以来我就是这样的，于是我和香烟彻底拜拜。离开北京之前，我将爆炸型的头发拉直还原，将金色恢复成黑色。

我和先生准备在离婚协议上签字，这时，儿子手捧一架模型飞机出现在我们的面前。他忧伤的脸庞挂着两行无奈的清泪："爸爸，这架飞机是我，你和妈妈是飞机的翅膀，"突然，儿子松手将飞机重重地摔在了地上，

"没有你们两只翅膀，我就再也飞不起来了。"说完，儿子伤心地呜呜哭了起来，我和先生、儿子，抱成一团，哭成一片。那一刻，我放弃了离婚的决定，是儿子拯救了家庭。

如今，我已经释然，偶尔想起，也只是短暂的心酸。感谢先生，因他我才有幸进入心理学这神奇的世界；感谢先生，是他磨炼了我的意志，打造了我的坚强；感谢先生，给了我一个女人最幸福和最痛苦的体验。感谢儿子，是他让我懂得生活并不仅仅只有爱情，更多的是担起命运的责任。感谢老师，是你让我懂得把生存写在行动上，让行动做自己一生的将领；感谢老师，让我懂得"顺其自然，为所当为"丰富的内涵。

生活教我学会放弃，放弃不是懦弱，不是退缩，不是无知，放弃是一种境界，一种豁达，一种品格，一种智慧。

之后施教授讲了如下感言：

我被你和你的儿子打动了！

人首先是动物，其次才是人！有人说，男人是用下半身思考的动物。的确，他背叛你不是不爱你，是动物的本能！所谓的爱情是人幻想出来的！夫妻之间，除了性之外，还有亲情。许多家庭破裂了，双方都很痛苦，都后悔，都不明白为什么，总想为什么，其实，没有为什么。如果你不知道，对你没有什么伤害！是"知道"和"背叛爱情"伤害了自己，然后，又努力让自己要"原谅"他，"忘记"此事，可怎样也"忘不了""没法原谅"。偶尔的一次发现，让自己得了"爱情强迫症"，可自己还不知道，也不会看病，看了也不管用，药物和疗法不奏效，只是多了几顶比如"抑郁症""焦虑症"的帽子！

这就是人生苦海呀！苦海无涯，回头是岸！

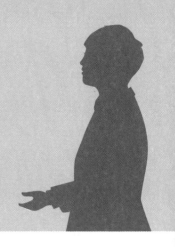

# 第七章
# 地狱在身后

　　程浩，1993年出生，微博账号"伯爵在城堡"，于2013年8月去世。程浩因在"知乎"上针对"你觉得自己牛逼在哪儿？为什么会这样觉得？"这一问题的发言，被点了3万多个"赞"，并被网友视作正能量广泛传播。

　　程浩在"知乎"上有很多著名的言论，如："真正牛逼的，不是那些可以随口拿来夸耀的事迹，而是那些在困境中依然保持微笑的凡人。"

　　对于自己的身世，他曾这样写道：

　　我自1993年出生后便没有下地走过路，医生曾断定我活不过五岁。然而就在几分钟前，我还在用淘宝给自己挑选二十岁的生日礼物。

　　在同龄人还在幼儿园的时候，我已经去过北京、天津、上海等大城市的医院。在同龄人还在玩跷跷板、跳皮筋的时候，我正在体验着价值百万的医疗仪器在我身上四处游走。

　　我吃过猪都不吃的药，扎过带电流的针，练过神乎其神的气功，甚至还住过全是弃儿的孤儿院。那孤独的日子，身边全都是智力障碍的儿童。最寂寞的时候，我只能在楼道里一个人唱歌……

　　二十年间，我母亲不知道收到过多少张医生下给我的病危通知单。厚厚一沓纸，她用一根十厘米长的钉子钉在墙上，说这很有纪念意义。

　　小时候，我忍受着身体的痛苦。长大后，我体会过内心的煎熬。有时候，我也忍不住想问："为什么上帝要选择我来承受这一切呢？"可是没有人能够给予我一个回答。我只能说，不幸和幸运一样，都需要有人去承担。

　　程浩在"知乎"拥有自己的专栏，他离去前最后一篇文章是《地狱在身后》：

前几日，意外感冒。今早起床，头痛欲裂。两次测量体温，第一次36.8℃，以我多年生病之经验判断，这个体温一定不准。果然，第二次换了一根体温计，37.4℃，升了0.6℃，低烧。回想昨夜，突然醒来，胸口仿佛压了一块巨石，每次呼吸，如同千万枚钢针在肺叶间穿梭，当真应了那句话：呼吸都是一种奢侈。

几天以前，小熊给我写了一封信。她问我：一个人活着到底有什么意义？我们为什么要忍受那么多痛苦？

我没有回复她。因为我无法解答她的问题。换作过去，我会告诉她："活着什么也不为，就是为了活着本身而活着。"这是余华在《活着》一书中的观点。可是，并非所有人都能如我一般，将"活着"作为一项伟大的事业。更何况现在，连我都对这个观点产生了质疑。正如书中描述的，亲人会死去，朋友会背叛，梦想会破灭，信仰会崩塌，将"活着"的希望寄予其中任何一个，都是靠不住的。然而，生命终究不是一粒尘埃，不可能在真空的世界里随意漂浮。它是一粒沙子，在汹涌的海浪中挣扎，在愤怒的烈火中灼烧。它无能为力，却不是无所作为。我们被一种无形的力量牵引，带着迷茫和麻木，奋力向前。

但是，这种力量究竟是什么？

昨天夜里，在我痛苦万分的时候，我又开始重新思考这个问题。我想起老妈曾经说过一句话：

"你咽下的药，扎过的针，吃过的苦，受过的罪，不都是为了活着吗？你若是畏缩了，胆怯了，不想活了，那从前吃过的苦就白吃了，受过的罪就白受了，所有付出的代价，都变得毫无意义了。你甘心吗？"

是的，我不甘心。这种感觉就像你问我为什么要写作一样。我会挽起袖子给你看，手臂上有长时间写作压出的、无法消散的淤青。我未必能成为一个作家，未必能写出让自己满意的作品，但是我必须坚持写作这个行为，因为我不想让自己身上的伤痕变得毫无意义。看着这些淤青，我就能想起曾经的日日夜夜，想起曾经的自己。若放弃写作，则是对之前付出的一切表示否定。

也许，人们的坚持，往往不是因为相信未来，而是他们不想背叛过去。

梦想如此，活着亦是如此。

我总是幻想，人间就是一条长长的大路，每个人都是一只背着重壳的蜗牛，壳里装着理想、誓言，以及所有关于过去的执念。我们在路上爬行，寻找传说中的天堂。能够坚持到底的人，很少；半途而废的人，很多。但无论是坚持，还是放弃，这两种人活得都不轻松。那些坚持的人，哀叹希望的渺茫；那些放弃的人，却已经失去了希望。

那时我们有梦，

关于文学，关于爱情，

关于穿越世界的旅行。

如今我们深夜饮酒，

杯子碰到一起，

都是梦破碎的声音。

——北岛

也许我们无法明白"活着"的意义，但是我们已经为"活着"付出了太多代价；也许我们无法实现自己的梦想，但是我们已经为梦想流下了太多泪水。我们能做的，仅仅是在这条路上走得更远，决不能回头。天堂未必在前方，但地狱一定在身后。

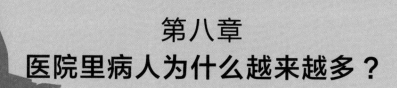

# 第八章
# 医院里病人为什么越来越多？

　　现代医学技术越来越进步，医生队伍越来越庞大，但医患关系紧张，医生频繁被病人追杀，这不是医生的悲哀、医学的失败吗？关于这个问题的原因，众说纷纭，多数人的意见可归纳以下几个方面，如：社会体制因素，以药养医；医疗资源不平衡；群众看病难、看病贵，患者有意见；医疗质量不高（包括医疗事故），服务态度不好，群众不满意；病人的苛刻要求，等等。可是，我个人认为，导致病人大量增加，医患关系紧张的一个最主要的原因是，现代医学过于注重生物医学的技术，忽视病人的心理问题，而在医院辗转求医的病人里，很多是由心理问题引起的各种躯体化症状，到了医院，医生不能正确认识病人的心理问题，几小时甚至几天的排队，几分钟的问诊，接受现代医学大量的检查化验，找出各种蛛丝马迹，可是这些检查结果有时不能正确地解释病人的症状，病情越来越重，反复进行各种检查，导致大量病人堵塞在各个检查室大厅，让病人更加烦躁恼怒，结果可想而知。

　　下面，我举三个例子说明我的以上观点，并就应对方法谈谈我的看法。

案例一

　　医院走廊，一个小伙子在狂追一位"白大褂"。

　　"年轻人，冷静点！有啥事慢慢说，千万别冲动！""白大褂"跑不动了，喘气道。

　　"老头，你别蒙我了！我下边不舒服，尿尿急、尿尿疼都快两年了。

去了其他医院（私立医院）又是开药，又是手术，又是激光，花了六七万还没治好，你竟然和我说没啥大问题？还让我不紧张？我天天心里难受，干啥也没劲，都快成精神病了！你竟然和我说没啥大问题？"小伙子怒气冲冲抓住"白大褂"的衣角，一场可怕的医闹似乎要来临了。

在这危急关头，"白大褂"抛出一个问题："当你特别忙的时候，有没有什么难受的感觉？""好像没有……"

小伙子的拳头停在半空中，陷入沉思。世界开始趋于平静。

大家不要觉得这是搞笑，这是一个真实的故事。一个才30岁、长得一表人才的小伙子，为了治所谓的前列腺炎，跑了全国多家医院（绝大部分是私立医院），前后花了不下5万元，仍旧整天说自己有病，甚至劝大夫割了自己身上的前列腺。他还哭诉说为了看病，自己工作辞掉、家庭不管、孩子不看，天天都在换医院和盯着化验单上的白细胞数量过日子。媳妇劝，不听；父母劝，有气；自己还整天莫名其妙地发脾气，这都是什么生活！

看到这位患者抓狂的表现，你是不是心里觉得有点怕？客观来说，慢性前列腺炎一般没有这么严重，可是患者由于过分地关注，过度紧张，导致严重焦虑，把此病的后果看得过于悲观，已经达到神经症的程度，而患者和医生都不知道。在经久不愈的慢性前列腺炎患者中，一半以上的人有明显的精神心理问题和人格特征改变。焦虑、压抑、疑病症、癔症让他们苦不堪言，严重的还会出现自杀倾向。

**案例二**

这是多年前我校一个大学生的案例，这位医学本科生经历了常人难以想象的艰辛求医之路，走投无路，来找我咨询，康复后写下的总结《凤凰涅槃重生路》，看完后大家就知道为什么现在的病人那么多，那么绝望了。

我是一名军校大四学生，到了大四，原本就很紧张的大学生活变得越来越艰难，越来越难以承受，每当绝望得想放弃的时候，强烈的求生欲却促使着我挣扎于希望与失望之间。一次次的打击一次次的坚挺，梅花并没有因苦寒而香彻，宝剑并没有因磨砺而锋利，我在病痛的折磨下身体早已疲惫，精神濒临崩溃。求生欲却在疯狂地滋生，死亡的恐惧占满了思想，纠结的痛苦以及命运的哀怨深深地把我埋藏起来，再无快乐和理想可言。

2009年4月24日，这个日子我记忆犹新。那天，我便秘了一个礼拜实在忍不住了去了校附属医院，我万分痛苦，接诊我的医生却很轻松地说了句："便秘也来看啊，真是稀奇，回去吧，多吃点蔬菜、水果，多喝水，没事的。"我就这样被打发回来了，然后按照医生讲的多吃瓜果多喝水，结果越来越涨，就是没有便意，最后不得不借助药物，到最后药物也不起作用了，10天，15天……最后不得不去急诊灌肠，灌完以后以为就好了，结果又是这样周期似的循环，隔三岔五地去医院灌肠，刚好那时我学了消化内科的知识，借机咨询了教授。教授态度很好，下课我随他去门诊拍了腹部平片，没有发现异常。教授说回去自己调节，结果调节来调节去，还是不能自主排便，最后不敢吃饭，身体越来越瘦，原本140斤的体重最后跌到106斤，我1.77米个子，那会儿只能用骨瘦如柴、瘦骨嶙峋来形容，身体每况愈下。但每次去医院，教授只给我拍片，到现在我将近照了30张X线片，这为以后的疑病恐惧打下了坚实的基础。检查未果和症状的持续加重让我深深地怀疑教授，怀疑附属医院，于是我请假开始奔波于西安的大小医院，以及老中医的个人门诊，做了各种检查，比如B超、钡剂灌肠、肛门指检、肠镜，忍受了相当多的痛苦，终于查出来是溃疡性结肠炎、直肠息肉，吃了很多药，但是只是缓解了症状，一停药就会恢复如初。随着体重的持续下降，我的体质越来越差，有一次感冒，医生按常规给我开了点药，自己也以为过几天就好了，但是最后越来越严重，出现了胸痛，不得不去再找医生。我复述了病情后，医生冷冷地告诉我便秘得去消化病医院，他没有考虑我的体质，只是变了变处方，给我按肺炎治疗了，这就导致了最后的心肌炎。后来，我疯狂地上网查阅资料，在学校图书馆看文献，最后抱着幻想和希望辗转到武汉，先到武汉大学的附属医院、华中科技大学同济医学院附属同济医院，又经同学的亲戚介绍到十堰市中医医院、十堰市太和医院，也吃了大量的中药和西药，毫无结果。在湖北奔波的过程中，我出现了间歇交替性腰腿疼，最后走不了路了，以为是路途上的颠簸所致，结果越休息越严重。就近去医院拍了X线片，没有什么异常，医生就按坐骨神经炎诊断和治疗了。我越来越怀疑自己的病为什么越来越多，怎么会这样。因为走不了路就立即回家了，在家乡那边的市中心医院、县医院做针灸治疗腿疼，也是越治越严重。医生又查了腰椎 CT，结果发现有轻微的腰椎间盘突出，但是也不能疼成这样啊，经常是半夜疼醒，天未亮就去医院做理疗。折腾得家里人跟着着急，整天吃不好睡不好，都快疯了，家里人带我去庙里烧香求佛，然后请巫婆、神汉为我祛病除魔，花了大量的金钱和精力，最后还是没有好。回到学校后，在骨科确诊为腰椎 $L_{3\sim4}$、$L_{4\sim5}$ 膨出，$L_5\sim S_1$ 突出，伴骶管囊肿。先是保守治疗，吃药、理疗，但是不能缓解，最后没法走路去医院了。经队长特别照顾就买了一辆旧电动车，天有不测风云，祸不单行，刚骑了一个月的电动车被万恶的小偷拿走了。打击之下决定去手术，好不容易住进医院后，教授说我这不是椎间盘突出的症状，像是脊柱炎，这个消息犹如晴天霹雳。脊柱炎被喻为"死不了的肿瘤""活着的僵尸"，这一下将我这么久的坚持和勇气彻底击溃，恐惧和绝望犹如咆哮的洪水肆虐地奔袭在我苦苦守望的麦田，瞬间吞噬了我的一切希望和幻想，将我卷入无尽的黑暗。一想到自己将来是一个残疾人，一个废人，而且这个病有遗传性，我将没了幸福，我就感到绝望无助，结束自己的生命也许是个合适的选择。我一个人在街上流浪，感受着最后的生命信号，我在想着要以何种方式结束自己这么痛苦的生活，而又不给任何人带来麻烦。正当用手机看时间时，发现几十个爸爸的未接电话。我打过去后，老爸说在学校的后门站了几个小时了，因为那会儿"甲流"（甲型 $H_1N_1$ 流感）的原因，保安不让外人进入。亲人突然出现，撕开了我痛苦、委屈、压抑的情绪口子，我忘我地哭，哭得昏天暗地，直到眼泪干涸，我暂时忘了痛苦。那晚在小宾馆，我看了爸爸一夜，怕以后再也见不到似的（写到这里我又一次哭了），看着爸爸的白头发，有一半是因为我，看着爸爸衰老的容颜，那是我成长的烙印。想想家里的操劳的妈妈，想想当年高考，小镇上的第一个大学生，想着爸妈、爷爷的喜悦和自豪，突然间，我觉得自己就这样离开是多么自私。我走了，自己解脱了，他们可怎么办啊？！我要好好活着，我不能这么自私，我的存在是爸妈的精神支柱。我擦干眼角的眼泪，收起自己的悲伤。第二天，我陪着爸爸在西安转了转，也没有告诉他我的病情。送走了爸爸，我又一个人开始了我的挣扎之路。忍受着身体的痛苦，背负着思想的包袱，我举步维艰，因为我的病，在学业上我几乎没有进步，还申请了两门缓考。住了两次院，但是每次都没有效果。在生活中，我因为处于抑郁状态，脾气变得更加易怒，容易发无名火，感情上越来越敏感多疑，别人的一个眼神一个动作，我都能感觉到是针对我的。我把自己孤立起来，以自己为中心，经常想当然地认为好朋友应该来关心自己，但是没有。我渐渐怀疑他们的人品，难道所谓的好朋友是假的吗？我渐渐地只考虑自己的利益了，久而久之，同学们渐渐疏远我了，我经常形单影只地来往于校园，自己一个人坐在教室，吃饭也是自己找个小角落。我希望他们来主动找我说话，但是并不是这样，他们用怪异的眼神看着我。时间一长，我便害怕和同学接触，害怕这些无言的伤害，害怕与人交谈聊天，害怕与人同行，渐渐地我更孤僻了。我万般无奈之下决定进京去中国最好的医院，这是我的最后的希望了。在北京的求医之路最为艰苦，因为这个礼拜的教授已经被上个礼拜的患者预约出去了，不得不看特需，仅挂号费就 400 元，而且还得提前一天去医院通宵排队。就这样在极度艰苦的环境下，我花了近 7 天的时间分别到中国中医科学院广安门医院、协和医院、中国人民解放军总医院、北京大学第三医院就诊。每去一家医院，我就仿佛抓住了救命稻草，可是有些教授、医生没有系统地考虑我的身体状况，没有将我所患疾病联系起来考虑，而是开了一大堆药物。带着这些药物，我回到了西安，回到了这个让我害怕甚至有些厌恶的地方。接下来就是无尽地吃药，吃药的过程是痛苦的！我害怕这么多药会把肝、肾吃坏，所以形成了强烈药物抵触，吃药就像小时候被父母捏着鼻子灌中药一样。从发病至今，我吃的药比饭多，以至于胃部和食管出现炎症，以前是排不出来，现在不仅排不出来，而且吃不下去，一吃就疼，就反胃。用四个字来形容我，就是苟延残喘。有时候，真的好想放弃，希望有那么一双坚强有力的肩膀可以让我疲惫的身心得以短暂停靠，或者有那么一个理由足以让我充满斗志坚持下去，或者有那么一丝迹象能够说明我离胜利已近在咫尺。穷尽所有的思考，似乎只有爸妈能成为我避风躲雨的港湾，成为我续航的加油站！可是，每每爸妈被噩梦惊醒赶紧给我打电话了解我的情况，听到他们为我着急、担心的声音时，我撒下了一个又一个谎言，说我很好，身体在好转，症状也没有了，于是爸妈的笑声和充满爱意的唠叨萦绕在电话的那头。殊不知，现实情况是：我在厕所蹲上半个小时，腿没有了知觉，脸憋得通红也无济于事，汗水和眼泪交织在一起浸湿了衣服；

心脏偶尔的疼痛让我在床上充满恐惧以为自己要死了；餐后，食管一次次接受着胃酸的腐蚀。常人的日常生活习惯对我来说简直成为一种奢侈，我会因为一次痛快的排便而高兴上好一阵子，幸福为什么离我这么远。因为担心药物副作用，每个礼拜我都去医院做化验，久而久之就连收费的、抽血的、发药的都熟悉了，厌烦了。每每看到那些人不耐烦的眼神，听到鄙夷的话语，我深感人情的冷漠，世事的辛酸！真的好想放弃治疗，放弃奔波，我真的是很累很累了。但是强烈的求生欲和对死亡的恐惧，促使我继续在各个科室间奔波。有时候我在想，是老天为了使我成为一个好医生而让我先尝试遍所有的疾病，结果却使我的生命一步步走向终结。每思及此，我总是感叹命运不公，老天残忍。天公不作美，学校又迎来了总部的测评，重中之重就是学员的体能，这无疑给我的病情雪上加霜。学校三令五申，迎评是学校今年工作的重中之重，一切工作将要围绕迎评展开。渐渐地学校笼罩在迎评的紧张气氛中，同时学校也制定了相应的惩罚措施。学校规定不能参加体能测试的同学将要受到处分，在此特殊时期我更加敏感与苦闷，整天忐忑不安。还好队干部及时转达了学校对病号的暂行规定，只需参加轻量的训练，但是训练必须到场。西安的冬天，干燥严寒，冷风吹袭。空旷的训练场上没有一处避风的场所，而此时我的心肌炎刚处于急性期，医生嘱咐我严防感冒，绝对卧床休息。而现在我不得不强忍着到了训练场，那些教员因为学校给的压力对病号也没有特殊照顾，要求我做80个俯卧撑、50个引体向上和若干仰卧起坐。原来我体质还行，初期这些训练对我来说不在话下，可后来，长期的训练导致我出现训练伤，其间还感冒两次，直到5月初，经过学校训练伤鉴定，我算是真正可以休息了。这时候我再去医院复查心脏，医生埋怨地说："你已经是心肌炎后遗症了。"这意味着我有转为心脏病的可能，然后心力衰竭……但后来，迎评即使没有通过也不会像先前说的那样要被处分。我深深地感觉，任何时候身体都是第一要事。从医生诊断我为心肌炎后遗症开始的那天，我惶惶不可终日，害怕生命就此停止了。想到这些，巨大的恐惧就扑面而来，以绝对优势将我吞没。每天恐惧伴着我睁开眼睛，一直伴随着我睡去，睡觉的确是暂时缓解痛苦的好方法，但大多数时候，睡前都是无比恐惧的，因为担心这一睡去，明天是否还能醒来。在我被痛苦和恐惧包围和淹没了的时候，我不得不走进了施教授的办公室。

我之前也曾想过要咨询心理医生，但害怕同学、朋友知道，况且我认为我的心理没有问题，我扛得住。这次，也许是我真的扛不住了。来找施教授之前，我在门口徘徊了很久，虽然是我们的老师，但我还是有些担心教授说："没事，回去调养调养就好了。"因为这也许是我最后的救命稻草。在和施教授交谈的过程中，原来的种种顾虑是多余的，施教授完全没有架子，这让我轻松了不少，也让我愿意去相信教授说的话。让我惊讶和感叹的是，教授原来也有过心肌炎，现在不仅痊愈而且学问做得如此成功。这让我不得不更加崇拜教授，更有战胜疾病的信心。值得一提的是，从教授办公室回来的那天中午，我奇迹般地睡着了，这是我久违了的午睡，感到相当幸福。接着拜读了教授主编的《战胜自己——顺其自然的森田疗法》和《社交恐怖症的森田疗法》两本书，我真的淡然了很多，如释重负，感到一阵轻松。现在我的身体基本上恢复了状态，心脏很少有难受的感觉，肠胃消化吸收功能近乎正常，心情也很平静淡定。这真得感谢教授的帮助。

时间过得很快，迎评的第一、第二战役及初评都过去了，学校屡战屡捷。而我们马上面临实习和考研，我希望自己能轻松高效地去拼搏奋斗，希望自己能像施教授那样乘风破浪，实现自己读研的理想！

从以上两个案例不难看出，有多少心理障碍的病人求医时在绝望中挣扎。在这种情况下，某些医院抓住这些特点，大肆敛财。据统计，这些医院中最常见是男科、妇科、不孕不育。这些专科共同点是：低风险、高利润、非医保。曾经有医生讲出其中缘由："因为性病这东西不敢声张，不好意思在公立医院实名登记，哪怕治坏了，也自认倒霉，不会跟别人说，所以能从里面发财。"

虽然他们是高明的"心理专家"，可是患者遭了殃，社会诚信一落千丈。

面对如此医疗困境，该怎样才能帮助这些可怜的病人呢？

毫无疑问，医生应该重视临床心理知识的学习，病人自己更应该学习这方面的知识，我一直提倡，求人不如求己，做自己的心理咨询师。

在所有科室里，心理问题占比最重的莫过于泌尿生殖科（男科、妇科）。现代人生活压力大、工作紧张、应酬多等导致神经长期都绷得紧紧的，这些不良心理状态容易诱发各种疾病，男性性功能障碍就是一种。男性心理性性功能障碍包括早泄、阳痿、勃起功能障碍等，这些疾病不但影响了男性的身体健康，还影响了男性的心理健康。患有性功能障碍的男性更容易焦虑、自卑、紧张，往往还会影响夫妻感情，长期发展可能导致婚姻危机。这些心理因素导致的临床疾病单纯用药不可能解决根本问题，如果能正确地从心理方面进行引导，许多人能轻松走出困境。

下面，我举一个实际案例说明该如何应对这类问题。以下是一位患者的求助信。

**案例三**

施教授：

您好！

我感觉自己是疑病症，做了很多检查都没有大问题，但我还是担心，怀疑医院，一点点疼痛总感觉是大病，内心老是不安，早醒，每天四点就醒了。有次行房事，想到阳痿，自己当真就软了，以前从来没软过。我害怕极了，以后勃起时，就会有点紧张，当然勉强也能完成。想到不能随心所欲地爱爱，就什么事也不想干，天天在寻找哪里出了问题。六七年前惊恐发作，我通过体会发作的感觉，后来就再也不发作了。现在又开始很慌张，问题是紧张的时候怎么也不会勃起啊，"带着症状生活"我知道，可症状影响夫妻生活啊！我该怎么办，施教授，作为男人我好绝望啊！怎么会发生这种事情，请您救救我！

我的回答：

谢谢提问，你这个问题非常好，千千万万像你这样的人大量吃伟哥也无济于事，深陷痛苦之中，求医无门！

做爱时候完全是动物本能的行为，不需要任何思考，稍微紧张就会影响效果，这是很正常的现象。由于你对紧张状态下的发软产生了恐怖，并从内心排斥，从而进入了精神交互作用状态，这是一个陷阱。

你套用森田理论，带着症状去行动，就理解为带着紧张去做爱，做爱时还提醒自己带着症状，自然不会勃起，这种结果必然让你更加困扰和迷惑，森田疗法自然不管用。

我建议你忘了森田理论，按照我教你的方法做：

降低对做爱的期望值，亦即做爱时不要要求自己有多硬。让做爱自然发生，不求多硬，但求温馨。即使完全软的，亲一下，抱一下，抚摸一下，都是爱的行为。

过后，内心不要自责，当然，效果太差，可以虚心向爱人解释一下，最近压力大，身体不适，状态不佳，请理解，相信你的老公！

许许多多的所谓性功能障碍，其实都是心理紧张掉入神经症陷阱所致，长年痛苦而求治无门。希望这个问答能帮助更多的人！

# 第九章
# 黑夜给了我黑色的眼睛

## 一位森田战士的心路历程

### 霹雳

小时候的我，率真、任性而又争胜好强，事事都想争第一。直到现在我都清楚记得，在小学四年级的时候，我问父亲要了十几元钱，独自一人坐车去省城买书。当破落的农村渐行渐远，繁华的都市呈现在我面前的时候，看着街上洋气的城里人，看着车水马龙的街道，我就在心里暗暗发誓：这辈子一定要当上城里人，誓不罢休！那时我才多大啊，充其量十一二岁！现在回想起来，我都不知道为什么我那么小却又那么渴望城市！同时，我又深深知道，要想实现这个目标，学习是我唯一的出路！所以，学习是我的一切。

转眼，我升入了初中，学习成绩在班上老是二三名，总拿不到第一。为了拿第一，我晚上在昏暗的灯泡下，能学到深夜一两点，直到把白天的功课全记住。早上是四点钟起床，为此，当时的班主任把我们教室门的钥匙放在他窗户外面秘密的地方，以方便我来取，可是还没争到第一。得第一的是一位教师的女儿，瘦瘦的，低低的，我们俩虽然关系好，可我心里恨死她了，恨得咬牙切齿，甚至想灭了她。现在想来，我当时怎么会那么恶毒！

初二时，晴天霹雳来了。好像是在一次政治课中，老师让我们就一个问题进行讨论，我言辞激烈，长篇大论，其他同学都没说话，这时，一个声音出现了："你怎么老是这样霸道，今天我非跟你辩辩不可！看不惯你霸道的样子！"看着那位女生好像积愤已久的样子，我的脑子一下子蒙了，我没想到我是这么一个形象！这就是我的"霹雳"，从此以后，我的脑子就不属于我了，我控制不住它了。

看书的时候，脑子像是一面镜子，书的内容像是光线，全反射回去了，根本看不进去书。

## 黑夜来临

勉强上到高中，是一所县重点，高一时成绩还可以，能在班上排前7名，但慢慢地就往后退了。这时，听一位学生说学艺术对文化课成绩要求比较低，300多分就行，再加上我还比较喜欢音乐，无奈之下我选择了艺术专业。高考第一年，我文化课、专业课全过线，并且专业课全省排名第七，我喜滋滋在家等通知，但却没等来，班上另一位家里有门路的、专业课成绩远在我之后的女生却考上了。我愤而去找当时某师专的艺术系主任，是个油腔滑调的"大肚腩"。他对我说："你身高不够，我们要求1.55米，而你只有1.53米。"当时我陷入深深的绝望之中。

在残酷的现实面前，我无力回天，只得饮恨复读。我觉得我的笑声渐渐小了，话语渐渐少了，见到异性时目光想回避，好像眼睛余光要看他的下身一样，我羞愧难当，就尽量避免与男生接触。一种无力、无助、恐惧感袭上心头。接着又一件事犹如乌云压顶，彻底掠走了我心中那仅有的一缕阳光，我年仅45岁的妈妈因突发脑溢血而瘫痪在床！我们姐弟三个都在上学，谁来照顾妈妈呢？当教师的父亲默默无语，请了假，回到家里照顾病中的妈妈……我家的天彻底塌了下来。还清晰记得当年日记里的一句话："我的世界冰天雪地……"面对残酷的现实，我如一只受伤的小鸟，哀鸣地叫着却无人能够听到……苍天有眼，这年的高考我顺利通过，以文化课、专业课均为第一名的成绩被某省师范大学艺术学院录取。艺术系的女孩儿各个标致，我这个农村来的苦孩子宛如天鹅群中的丑小鸭，不由让人心生自卑。大一时，年仅49岁的母亲去世，我成了一个没妈的孩子，"没妈的孩子像根草"，我心中仅有的一点母爱的温暖随着妈妈的离去而烟消云散。孤独、自卑、无助完全笼罩了我。忽然有一天，我发现我的眼睛不会直视对面的人了，好在这种情形只是偶尔出现，并无大碍。1997年，我终于毕业了，被分配到了某市区的一所中学里。本以为在这里我将开始新的生活，但没想到却是我人生噩梦的开始。

进这个中学的时候，我事先只跟正校长进行了沟通，没有顾及其他的领导，而这就坏事了。开学一周后课表出来了，我惊奇地发现，课表上印的是我的姓，而不是另一个快退休的音乐老师的姓。我高兴极了，就去上课。下课后，我马上被叫到学校的教导处，一进去我就发现气氛不对。只见学校的副校长、书记、教导处的三个主任，还有谁已记不清了，大约有六七个男领导铁青着脸等着我。

"谁让你来的？"

"谁让你上课的？"

"我们这儿不缺音乐教师！"

……

我像是一只受了箭伤的鸟，仅听一声弓声就足以让我伤口开裂，这次的"男领导围攻"分明已经是一支带有致命毒药的箭了，它射向了我的心口，我被开膛破肚，心、胆、魂都随着那滩乌黑的血水出了窍——我开始恐惧一切。

老想着自己得了绝症，喉咙不舒服，是不是喉癌呀？

老觉着自己说不定哪天就死了，每当路过花圈店的时候，要恐惧好长时间……

求生的本能告诉我，我必须离开这个是非之地，怎么才能离开呢？考研，考研，这是唯一一条有希望的路。于是，我发疯般复习考研，这时的强迫观念终于发挥了一次正面威力，我的时间空隙被考研强迫观念实实填满……

考上了！2002年，我考上了某师范大学音乐学院的研究生，我长长舒了一口气，重走在师大的校园里我感到前所未有的轻松！尽管这几年我"战功卓著"，论文、写书、赛教都榜上有名，学校领导也早已摒弃了对我的偏见，并且成为校级、区级、市级的骨干教师，但我却怎么也自信不起来，岂止是不自信，我的灵魂已经被吓得出窍了，没有了自我，有的只是无休无止的担心、恐惧，害怕学校不要我了……眼睛是心灵的窗户，没了心灵，我也只空留了两只黑色的眼睛……

我的导师是位德艺双馨的女教授，有一双犀利的眼睛和睿智的头脑，我对她敬畏有加。由于我的论文老能写出她之所想，并且文笔优美，导师对我很是疼爱。但越是这样，我越害怕她，我的眼睛始终无法正视她，眼睛的余光好像总看着其他的地方，譬如她的包呀，手机呀或其他任何东西……我始终纳闷，为什么我有一颗清白的心却有一双肮脏的眼睛？我痛苦，多少次都想到了自杀，很简单，推开窗户，有那么两次，我觉得我都要下去了，可想到孩子还小，我不能让她过早失去妈妈，就勉强退了回来。

更严重的是，我的恐怖出现了泛化现象，对单位领导、同事，甚至对学生都不敢直视，不敢去给学生上课，曾有一阵要想出门，必须携带一把刀给自己壮胆……我挣扎在对人恐怖的痛苦深渊里不能自拔。

在无边的黑夜里，我的光明在哪里？

去医院看专家，诊断为社交恐怖症（对视恐怖）。医院给开了药，大把地吃，但没有效果。我开始上网查资料，偶然地，我发现了"施旺红"这个名字，第四军医大学（现更名为空军军医大学）教授。看到"第四军医大学"几个字，我觉得我的病已好了几分，国内顶尖院校啊！而施旺红，专攻社交恐怖症，并且是从"森田"的故乡——日本九州大学精神科学成归来，我意识到，我可能有救了。

## 他给了我光明

2008年12月16日，陕西省心理咨询师协会邀请施旺红教授做"强迫症的自我调节技巧"的讲座，我知道社交恐怖症也是强迫症的一种，便毫不犹豫报了名。

### 1.牛顿也有强迫症

得强迫症的人，都有一种本能的抵抗心理，想去抵抗强迫症，而抵抗的结果是陷入"精神交互作用"的漩涡而不可自拔。放弃抵抗是治疗的第一步。施教授温文尔雅，妙语连珠，说了历史上的很多名人都得过强迫症，包括牛顿。啊！我长长出了一口气，这个世界遭受此种痛苦的人不止我一个啊！我找到了一点平衡，在不留痕迹中，萦绕头脑的那层焦虑被教授轻轻拿去。

### 2. 教授鼻子上贴了个纸条

有强迫观念的人都把这个观念视为异物，想方设法要消除它，而消除强迫观念，那是不可能的，怎么办？只有接受，并无视它的存在，该干嘛干嘛，它自然就不存在了。教授拿出一张纸条，贴在了脸上，不知道教授有何感受，我看着英俊的教授脸上挂了个异物都有点难受，真想伸手把它拿下来。可教授没事人一样，依然神态自若，侃侃而谈，渐渐地，我也忘了纸条的存在，好像那纸本身就存在似的。教授用轻松幽默、生动的方式诠释了"森田理论"的精髓：顺其自然，为所当为。有症状不用害怕，关键是对症状的态度。

教授的话令我醍醐灌顶，猛然醒悟了。我"当为"的事情太多了……好，我要马上做我该做的事。你只要做到"为所当为"，自然就"顺其自然"了。在这个过程中，痛苦肯定是有的，但为了生存，你必须忍受。我觉得，我的病好了。

### 3. 教授的短信

听完讲座回来，我就实施"为所当为，顺其自然"，该做饭做饭，该上班上班，安然无恙度过了 3 个月。到了今年 3 月份，我发现强迫症状又来了，见到人又条件反射似的害怕，于是，就给教授发了个短信：

"见到人老是条件反射似的不知道双手该往哪儿放，该怎么办？"

教授回信：

"现在反复练习新的条件反射，强化内心健康的条件反射，譬如见人就打招呼，微笑！反复练习，幸福就伴随着你！"

天哪！条件反射也能改变？也能建立？教授就是教授，巴甫洛夫能建立一个狗听到铃声就分泌唾液的条件反射，可见条件反射是反复训练的结果，只要反复训练，任何条件反射都能建立！这就是施望红教授！我当即给教授回信：

"施教授，我的病已经好了，您知道是什么时候吗？是您对我说'现在反复练习新的条件反射，强化内心健康的条件反射'的时候！"

我的病是好了，我见人就条件反射似的微笑，并且买了很多书，施教授的《社交恐怖症的森田疗法》《战胜自己——顺其自然的森田疗法》《轻松告别抑郁症——森田养生法》，弗洛伊德的《梦的解析》，李子勋的《幸福从心开始》《身价——社交的潜规则》，等等。

上帝给了我挫折，同时也给了我礼物，施教授就是上帝给我的最好礼物，同时，我也对人类心灵发生了浓厚的兴趣，我要去探索！亲爱的施教授，再次深深地谢谢您！

黑夜给了我黑色的眼睛，是敬爱的施旺红教授为我带来了光明！

玫 红

2009 年 6 月 10 日

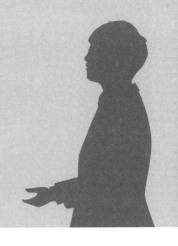

# 第十章
# "空心病"

这是一位朋友给我寄来的信。

施教授：

您好！

我不知道自己怎么回事，该怎么办了。

首先，我真的没遇见什么不顺心的事。无论是学习、生活、感情还是其他。

从小到大一直以来都过得很顺当，没有什么事让我烦让我扰。一直学习绘画和钢琴，这些都是玩票性质的，爸妈从不逼我做事，他们很民主，很宽容，给我自己的空间和自由，不要求我去考什么级参加什么比赛。爸妈很爱我。一家人和睦，家里条件也不错，周围的人对我都很好。

我长得也算挺好的，至少符合当代多数人的审美观。所以不存在自卑导致抑郁的情况。

我从几岁的时候每年都会出去旅游，跑了很多的地方。但是近年来人变得很懒，没有心情去旅游，总是懒，觉得又累又烦，很无趣。爸妈依然兴致很高，我不想去，他们就自己去。我觉得这样也好。

我觉得自己真是挺"贱"的，身在福中不知福。我也去想过很多别人家的情况，有的人没有多少钱，却还是很开心地过每一天，整天乐呵呵的，心情很好的样子。我很羡慕，但是我也不知道自己为什么没烦心事却还是笑不出来。我觉得快乐的感觉在渐渐地剥离和缺失，无法控制。尤其是最近，这种不快乐的感觉越来越明显了。朋友喊我出去逛街参加聚会我也懒得去了。

我始终觉得自己是孤独的，到头来总归是一个人。一个人生，一个人死，生生死死，反正就这一辈子，没前世没来生的，觉得很没意思。感觉人在世界上都是孤独的。我说的是心灵上的孤独，而不是指身边有没有人陪伴。

做了好几个测试，都表明我有明显抑郁的倾向。我自己本身也是学医的，精神方面的测试大多也做过。那时候做过一个情绪稳定度的测试，我测出来的分数很吓人，是高达临界点的那种，很接近很接近，表明我的情绪非常不稳定了。但我真的不知道到底是什么让我抑郁。

我不明白是怎么回事。

现在的我很怕吵，一点点声音都能让我很焦躁。

我在家的时候都不怎么说话的，因为没什么要说的。但是到外面去面对朋友和同学们还要是一副很开朗的样子，非常痛苦和无力。他们都认为我是开朗的人，朋友们都说跟我谈话就会变得很开心，因为我很幽默。

呵呵，幽默。为什么会是这个样子呢？

是什么让我改变的，我真的是想不出来任何诱因。

我很想死。但是没有勇气去死。

我想过很多种方法。还专门去找书来看过，分析过，比如哪种死法痛苦小一点，哪种可以让死亡来得快一点，可就是没有勇气去实施。很傻很懦弱的对吧。

现在只要一空闲下来，就会不由得去想"死"这件事，还有"人活着有什么意思"这种莫名其妙的问题。但是我又很害怕，倒不是怕疼痛、怕流血、怕窒息或是其他什么的，而是怕爸妈会寂寞，他们如果看不见我了该怎么办呢？

我不想去医院。

其实本来我觉得自己只是不开心而已，过一阵子会过去的。但是这种感觉总是"阴魂不散"，有一两年的时间了吧。我也明白自己是在"作贱"，可就是不断地去想啊。我也知道这点会让别人不明白，可我自己也不明白为什么会这样。真的很无奈。

有时会想哭，虽然连一个哭的理由也无法找得出来。就是想哭，有时眼泪会下来，觉得莫名其妙。

我会自责。因为明明没有难过悲伤的理由，为什么还变成这个样子。很怪异，莫名其妙。我又不想让别人发现这点。感觉自己被分割成了好多片，最真实的自己是当我一个人的时候才显现出来的。然后面对别人的时候，它又一下子沉到最底下去。

真的不知道怎么办才好了。

我现在没办法工作了，变得越来越内向了，见了人都不知道怎样和人打招呼了，不想和人说话，而且头脑没有一点思路，很乱，心里没有一点动力。今天刚发生的事情一会儿就忘了，人老是没精神。眼睛的神态不集中，听人说话不知道人家说的什么或什么意思，最主要的是说话时言语表达也不清楚，说话不流利还磕磕绊绊，一激动反而说不出来了。心情好的时候稍微能好一点。我现在的这个症状已经两年半了，实在太困惑了。请施教授帮帮我，我是怎么了？

大家看完这封来信，一定会感觉不可思议，而且是一头雾水，她到底怎么了，又该怎样帮助她？

我想起了一个概念"空心病"，这是北大徐凯文教授提出来的，我非常欣赏，这个概念很好地解释了这种现象，也给我们解决这类问题指出了方向。

下面内容来自徐凯文教授的新浪微博。

# 一、"空心病"的主要表现

"空心病"*是一个比较形象的说法，也许我姑且可以把它称为"价值观缺陷所导致的心理障碍"。主要表现大概有这么几点：

1. 从症状上来讲可能是符合抑郁症诊断的

患者会表现为情绪低落，兴趣减退，快感缺乏。但是和典型抑郁症不同的是，所有这些症状表现并不非常严重和突出，所以外表上看起来可能跟其他同学或其他大多数人并没有差别。

---

\* "空心病"不能算是一个非常严格的诊断标准，但却是我过去三四年间通过接触这样一些同学不断总结出来的共同特点。这类同学往往是非常优秀的孩子，或者说是人们眼中的"好孩子"。

**2.他们会有强烈的孤独感和无意义感**

这种孤独感来自好像跟这个世界和周围的人并没有真正的联系，所有的联系都变得非常虚幻；更重要的是他们不知道为什么要活着，他们也不知道活着的价值和意义是什么。他们取得了非常优秀的成绩和成就，这些成就似乎是一种瘾，一种毒品。他们似乎很多时间都是为了获得成就感而努力地生活、学习和工作。但是当他发现所有那些东西都得到的时候，内心还是空荡荡的，就有了强烈的无意义感。

**3.通常人际关系是良好的**

他们非常在意别人对自己的看法，需要维系在他人眼里良好的自我形象，需要成为一个好孩子、好学生、好丈夫、好妻子。但似乎所有这一切都是为了别人而做的，因此做得非常辛苦，也非常疲惫不堪。

**4.对生物治疗不敏感，甚至无效**

我们有很多个案，在国内最好的精神专科医院治疗，用了所有的药物，甚至用了电休克治疗，一次、两次、三次，但是都没有效果，也就是说看起来生物因素并不是导致他们问题的主要因素。

**5.有强烈的自杀意念**

这种自杀意念并不是因为现实中的困难、痛苦和挫折引发的，用他们的话来讲就是"我不是那么想要去死，但是我不知道我为什么还要活着。我完全不知道我活着的价值和意义是什么，每天的生活行尸走肉，如果是这样，还不如早点结束"。所以他们倾向于用不那么痛苦和惨烈的方式来结束自己，比如烧炭、自缢、服药。

**6.通常这些来访者出现这样的问题已经不是一两天**

可能从初中、高中，甚至更早就开始有这样的迷茫，可能他之前已经有过尝试自杀的行为。

**7.传统心理治疗疗效不佳**

他们的问题大概不是通过改变负性认知就可以解决的，甚至不是去研究他们原生家庭的问题，不是早期创伤可以解决的——你会发现他们和父母的关系不错，虽然也有这样那样的冲突，但是总的来说不是那种典型父母离异、早期依恋、早期寄养的问题。

## 二、"空心病"产生的土壤

公立的应试教育已成为一种癌症。

首先，我们看到一些现象使"空心病"在青少年中变得越来越严重。

物质生活越来越富足，现实中的成就感、成绩、聪明这样一些东西在来访者身上并不缺乏，甚至是很多的、超人的。我们可以在他们身上看到的最典型的表现是：他们经历了非常典型的今天在中国大陆普遍存在的公立的应试教育。

最近 10 年左右，极其追求考试成绩、高考升学率的教育观念已经成为一种"癌症"，弥漫到很多学校，这些学校唯一关注的只有分数，忽视了对人的培养，一切让位于考试。

这种让位于考试的思想不仅体现在对题海战术、学习成绩的盲目追求上，更重要的是它背后代表了一种强烈的价值观，即"我只要能够达到一个好的分数，就可以放弃一切、忽视一切、抛弃一切、践踏一切"。就像钱理群教授所说的那样，我们看到很多大学里的大学生都是所谓"精致的利己主义者"，但这种精致的利己主义者并不是生来如此——我们的孩子一点问题都没有，他们的问题主要是我们的教育者造成的。

一些学校已经不再重视能够培养出什么样好学生，而在于怎么"掐尖"，想方设法把所有高分、高智商的学生录取到自己的学校里来，然后通过各种各样的排名机制从商业上证明自己是一所好学校，从而可以收更高的费用，收更多自费的学生。

过去，某些学校在升学考试中很多考试的内容并不是课上教的。学生要取得好成绩，就必须参加各种高昂的课外班，完全把教育商品化。

我不仅仅是在批评这样一种教育现象。更重要的是，这样的教育模式培养出来的同学，已经完全被训练成分数的奴隶，不知道自己为什么活着，只知道高分数可能获得奖赏，获得成就感，获得别人不能得到的东西。

学生不仅仅在承受压力，他们的价值观也在被扭曲、被功利化。在这种功利化的巨大压力下，这已经不是一种挫折教育的教育模式，而是一种挫败教育，就是通过排名不断使更多的学生觉得自己是失败者。所有人都对分数非常敏感且在意，因为考试成绩已经成为评价一个人唯一的标准。

在这样的价值观中，我们大概很难真正健康起来。我们的生命之所以如此脆弱，是因为支撑自己的东西是如此薄弱而不容易控制，哪怕是考场上的成功者也一样会经常自我贬低。"屌丝"这样的词是我从北大学生来访者那儿学来的，为什么这些考场上的成功者都会称自己为"屌丝"？这是整个教育的结果。我到现在为止进行过的危机干预当中，遇到过的最困难的病例，其父母都是中学老师，而且是所谓名牌中学、超级"牛校"的中学老师或校长。这是整个教育观扭曲的结果，他们对自己的孩子同样是用非常严厉的方式去逼迫，考进名牌大学已经成为唯一的衡量标准，这大概是出现"空心病"非常重要或根本的原因。在大学也出现了类似的情况。比如我最近在"知乎"上看到，北京大学和清华大学为了争夺优质生源，而提前采用一些非常规手段接触一些高分学生。这是一个非常糟糕的现象。本来报考北京大学或清华大学这样的最高学府，一定是心怀敬意、满怀梦想的。但学生们一开始就接触到带着功利价值观的招生文化，在这种文化下他们还能够留下多少对高校的向往和对老师、对学校的尊重呢？

我们应该如何去改变？

其实价值观对人有非常重要的支撑作用。一个人知道自己是谁，知道做什么事情是对的、是好的，知道做什么事情能够让自己发自内心地感到喜悦和自我肯定，是支撑我们的重要因素。我们为什么存在？我们存在的价值和意义是什么？这些都是巨大的生命主题。

也许我们可以向现在的积极心理学那样，去找到所谓的幸福感，去找到亲密关系，去找到当我们有成就感时那种流畅的感觉，也许这样一些方式会有帮助。但是那些高尚的情感，善良、公正、诚信、尊重、责任感能不能使我们内心当中更加充实？能不能帮助我们看到更美好的自己？能不能使我们体会到人生之美、人性之美？

弗洛伊德时代是强调神经症的时代，很多神经症的产生是因为强大的超我和道德感。而我们这个时代，道德感已经一步步让位于即时的满足，比如当下获得的名或者利。在这样的过程中，我们会发现我们有越来越多物质方面的满足，但却逐渐失去自我。这并不是一个居于道德层面的评判，而是我们看到的真实的临床现象。

是不是这样一些问题导致了今天的人格障碍频发，出现越来越多的

"空心病"的问题呢？有没有超越积极心理学、更有力量的东西？一年多前，我曾经进行过一次危机干预，患者也是一名非常优秀的北京大学同学，他有非常具体的计划想要结束自己的生命。他当时就是"空心病"的状况，内心中不相信任何人，不相信这个世界上有任何美好。我特别希望帮助他。在跟他交流的过程中，我相信我们建立了很好的信任关系，所以我们谈到了一件事情。在北京大学的未名湖畔有一个著名的雕像，它在很偏僻的角落，这个雕像是我们的老校长——北京大学历史上最著名和最重要的校长蔡元培先生。北京大学校园里有很多非常著名、伟大人物的雕像，但我在北京大学 15 年间，唯有蔡元培先生的雕像前会有一道风景：一年四季都会有各式各样的人在那里献花。也许是路人，也许是师生，也许是游客，他们会在蔡元培先生的雕像前敬奉鲜花，而且会写上他们内心的感受。

北京大学校园内蔡元培先生的雕像我基本上每天都会路过，路过时我会顺手拍上几张照片。这是一个雕像，并不是他的坟墓或纪念碑，一年四季都有人献花是因为什么？

我当时跟我的学生说，这件事情说明，虽然蔡元培先生过世很久了，但是他对北京大学的贡献，他传承下来的北京大学的思想自由、兼容并包的精神刻骨铭心地留在每一个"北大人"及来访的游客、友人心中。所以，这个世界虽然有这样和那样糟糕的事情，但是我们内心当中的真善美还是始终存留的。所以，在我讲心理咨询伦理时也经常喜欢用这样一个题目，叫作"不忘初心"。初心是助人之心，不欺本心。本心是：当我做美好的事情时，当我做对和友善的事情时，我内心的自我肯定是快乐的；而当我在做一件不那么道德的事情，或者我在做一些伤害别人的事情时，我内心同样会有愧疚。这是人的本性。当我跟这位同学讨论到这一点时，我清晰地记得他当时的反应，他告诉我说："我非常感动。"他连说了三次。

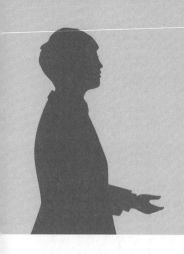

# 第十一章
# 人生是苦

前文描述了现代社会人类的各种烦恼，包括现实问题带来的烦恼，心理因素如歪曲认知、欲望太多，灵魂的烦恼如信仰缺乏、失去人生目标和意义等。人类的烦恼太多了，数不胜数，可以看出，仅仅物质的富裕远远不能满足人类的需求，人的本性是贪得无厌、欲求无限的，最近我真正感悟到，人性是贱，人生是苦。

人类的烦恼自古就有，人们以为：钱越多越幸福，官越大越幸福。事实上，正好相反，钱越多，官越大，智商越高的人越容易烦恼。所谓高处不胜寒！心理咨询在中国是 2002 年之后才有的新鲜事物，可是，古代那些烦恼的人，怎么办？虽然每个人都有烦恼，但人天生也有自我调节能力，各种兴趣爱好，娱乐活动，乃至文学、哲学、艺术、宗教等都可理解为人类自我调节的方法，心理咨询学就是当代社会现实状况下应运而生的一门学科。其实，中国传统文化中的很多内容都包含着心理调节的知识。

据说，唐太宗李世民，临死前，对死亡极度恐怖，请玄奘大师为他疗伤。玄奘紧急翻译了《心经》，用其中的"色即是空，空即是色"，让唐太宗大大缓解了心理痛苦。

关于苦的描述，佛学是最经典的。苦与乐是佛学中两个相对的概念。"无我""无常""苦"是佛祖释迦牟尼对众生命运的定性。世界充满着犹如茫茫大海般的苦难，众生在苦海中轮回，沉沦于痛苦中难以超拔。佛教诸派有"三苦""四苦""八苦""十八"苦之说。

# 人生八苦

生：婴儿的出生就是母亲经历一个痛苦的过程。

老：生命的衰老与渴望保持年轻时候的美丽、活力，以及各种美好的事物的矛盾带来的痛苦。

病：人生无数次面对疾患和病痛带来的痛苦。

死：普通人都对死亡存在担忧和恐惧，以及死亡的过程带来的痛苦。

求不得：各种心理需求得不到满足和想要得到的东西得不到的时候都会带来痛苦。

爱别离：爱情、情感、婚姻及种种美好感情的消失，以及喜欢、与相爱的人分离、不能长久相守带来的痛苦。

怨憎会：别人的怨恨、与自己讨厌的人见面、委屈自己与难相处的人相处和共事等都会带来痛苦。

五阴盛：简而言之就是乐极生悲，拥有一切权利、金钱、财富、欲望——性欲、一切顺利和优势的事物时，过分享受这些物质带来的快乐时，都可能由乐生悲，由快乐变成痛苦。

既然人生是苦的，可我们又不愿意深陷痛苦之中，有什么脱离苦海的方法吗？佛学就是东方文化里一种解脱痛苦的修行方法。

经过将近三十年探索，我将传统文化与现代心理学知识相结合，总结出一种简单、易于操作的心理疗法——顺其自然的森田疗法，其主要思路如下：

**1. 认清痛苦的根源**

要明白烦恼和痛苦产生的根源是执着的心态和强烈的欲望（也就是我们通常说的钻牛角尖，即森田疗法里的精神交互作用），掌控欲和控制欲强的人往往更加容易产生痛苦，想靠自己的方法和手段去掌控人生的无常是产生痛苦的根本原因。

**2. 调整认知**

要调整自己的认知，要明白人生活在世界上就会存在烦恼和痛苦，这是不可以避免的。但要正确对待苦难。每个人都有苦难，不要遇到了婚姻、情感、爱情的变故时，就认为自己最倒霉，别人都活得好，别人的家庭、爱情都幸福，只有自己不幸，别人的苦只是你不知道罢了。

**3. 接受苦难，放弃执着**

人的苦难是不可避免的，但人是可以通过破除执着心和强烈自我意识来摆脱烦恼和痛苦的。简单地说，拿得起，放得下就可以破除执着心（话虽简单但做到很难）。

**4. 为所当为**

佛学告诉我们，要拿得起，放得下，如何能做到拿得起、放得下呢？这需要人们掌握一定的修炼心灵的方式和方法，我三十多年潜心钻研森田疗法的精髓——顺其自然，为所当为就是一种很好的方法。我撰写了大量资料保存在"网络森田疗法学院"QQ 群（369256946）的群文件里，许许多多看了我的书，听了我的课，或系统向我咨询的朋友经常在此群进行交流讨论。

如果能做到以上四点，当我们不再把注意力放在别人的幸福和自己的不幸中，而是放在自己拥有的而非没有得到或失去的东西上时，学会了活在当下的技巧，自然就离苦得乐了。

其实，"苦"是你的生活态度，"苦"是你的标签、定义而已。感悟到苦只是一种情绪，来了也会过去。

生理的痛苦我们容易忍受，精神的痛苦才真正让人生不如死。如果你深陷痛苦之中，无法自拔、绝望无助时，不妨读一读《战胜自己——顺其自然的森田疗法》，或听听我的课，也许不经意之间，那些痛苦就烟消云散了。

# 下篇 顺其自然的森田疗法

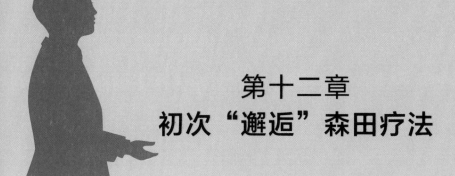

# 第十二章
# 初次"邂逅"森田疗法

　　非常庆幸，在这一生中我能够"邂逅"森田疗法。那是 1993 年 5 月，以日本精神卫生冈本纪念财团理事长冈本常男先生和第二任森田疗法学会理事长大原健士郎教授为首的日本代表团来我校访问，并分别做了题为"我的神经症体验"和"森田疗法在今日的意义"的学术报告。这是我初次邂逅森田疗法。当时的感受是森田疗法是一种神奇的疗法，居然能对神经症有非常好的疗效。但感受更深的是，冈本常男先生的确是个慈善家，他一次就捐款 40 亿日元，向全世界推广森田疗法。这说明他对森田疗法是发自内心地感激，也让我对森田疗法充满了好奇心。由于当时不懂日语，只是听别人的翻译，虽知道了森田疗法的精髓是"顺其自然，为所当为"，但对其真正的内涵却是一知半解，对如何用它来治疗患者更是一无所知。

　　1997 年 2 月，我因感冒后严重心律失常，被诊断为心肌炎而住院治疗，因为当时症状严重，很是烦恼。就在这时，我无意中翻阅了 1993 年冈本常男先生亲笔签名送给我的一本书——《克制自我的生活态度》，读罢，心情豁然开朗，有一种如释重负的感受。在书中，冈本先生以他自身的经历，介绍了森田疗法的效用，并阐明了许多人生哲理，纠正人们常有的一些错误认知和偏见，引导人们学会如何反省自己，完善自我。比如：在工作中出现了失误，被别人批评了，就会认为自己一无是处，实际上这是完美主义在作怪；在演讲时由于过分紧张而脸红或口吃，上楼时心慌、心动过速，这本是一种正常的反应，却被认为不正常而烦恼；一旦得了病，就有一种大难临头的感觉，不知所措，因为在人们的潜意识里，总认为自己是健康的，从没有想过自己有一天会得病，这当然也是一种错误的认识。现在的社会，由于竞争激烈，每个人都不可避免地承受着种种压力，一旦超过一定的度，就会以某种情绪反应或躯体反应的形式表现出来。但许多人没有认识到这一点，而是把注意力集中于自己的某些症状，努力克服自己这些本属正常的反应，结果是不但不能克服这些症状，反而使自己钻进牛角尖，背上了沉重的心理负担，走入恶性循环的死胡同。

为了掌握森田疗法的精髓，我自 1997 年 2 月开始努力自学日语，同时阅读了大量有关森田疗法的日文资料，并于 1999 年 9 月邀请日本森田疗法学会第三任理事长田代信维教授来我校做题为"森田疗法的理论和进展"的学术报告。2001 年，我考取了笹川医学奖学金，作为第 24 期笹川医学研究者赴日本九州大学学习森田疗法。在这一年中，我主要研究对人恐怖症的发病机制和用森田疗法治疗的作用机制；近些年在日本和中国刊物上发表有关森田疗法的论文 10 多篇。非常幸运的是，2004 年，我又被选拔为高级访问学者，作为第 13 期笹川特别研究员，赴日本东京慈惠会医科大学——森田疗法的发源地，研习森田疗法 1 年。

在日本，对人恐怖症的发病率很高，其实在中国，也不少见。例如，有些人见了陌生人就脸红、震颤，害怕别人的视线，害怕自己的呼吸声音，为此痛苦不堪而四处求医问药，实际上是对人恐怖；有些人嫌弃自己的体形不好，不惜做各种整形手术；更有甚者，不惜将自己的双腿多次截断进行增高，其根源是童年时受人欺负，被骂为"矮子"而留下的心理痼疾。这一类神经症，没有特效治疗药物，而森田疗法却有独特的疗效。

传统的森田疗法是通过卧床、作业等来达到治疗目的。我发现，实际上森田疗法的作用机制是通过多种途径达到的，不应拘泥于某一种形式，而应随着时代的变迁而不断变化，还应与不同的文化相结合，只有这样，才能充分地弘扬其精髓——"顺其自然，为所当为"。

实质上，森田理论与中国传统文化是密切相关的。森田理论与中国儒教文化和道教文化有很多相似之处。如：老子告诫我们"顺其自然"，不要勉强去干那些有悖于自然规律的事，提出"少私寡欲，知足知止"。老子认为人要生存、要发展，总会有各种欲望，但欲壑难填，应该减少私心，降低过高的欲望，否则，"祸莫大于不知足，咎莫大于欲得"。森田先生

"生的欲望愈强烈，死的恐怖也愈强烈"的结论与此一脉相承。在治疗方法上，森田疗法中的卧床疗法与道家的"静坐"法异曲同工，而佛教禅宗的"担柴运米，无非妙道"则反映在森田的作业疗法上。森田的"不问症状"和"忍受痛苦，为所当为"与庄子的"顺其自然""无为而治"如出一辙。可以看出，森田理论及操作方法与中国传统文化有着千丝万缕的联系。所以也较容易为中国人所理解和接受。

"人生最大的敌人是自己。"此话的确很有道理。人们的好多烦恼来自错误的认知，来自不知足。许多人读了森田疗法相关书籍，如梦初醒，恍然大悟，神经症不治自愈。冈本先生的例子是一个最好的佐证。森田疗法与其说是一种精神疗法，不如说是一种人生哲学。笔者试图通过介绍顺其自然的森田疗法，并从思索人生与自然、人性的弱点、人生的误区、森田疗法的学习体会及如何战胜自己等方面来与广大读者进行交流，以期我们每个人都能够正确认识自己，弘扬个性，完善自我，消除恐惧，远离烦恼，从而提高心理健康水平和我们的生活质量。

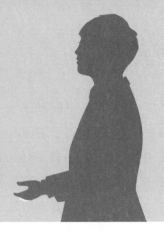

# 第十三章
# 冈本常男与森田疗法

冈本常男先生是日本商界知名人士。作为日本精神卫生冈本纪念财团理事长，冈本先生总是这样发自内心地告诉人们："我的命是森田疗法救的。"

冈本先生的胃肠毛病始于第二次世界大战之后，当时粮食紧缺，连续1个月食用大豆，使他出现慢性腹泻症状。病情严重时，一天只吃一餐，

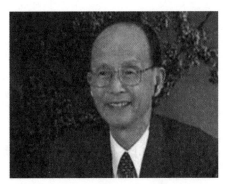

[日] 冈本常男

体重从45千克降到36千克。冈本先生是一位工作努力，对自己要求极严的人。22年间，他一直作为公司营业最高责任者而工作着。虚弱的身体使他不愿意给公司带来麻烦，只好暂时辞职就医。可是四家医院的检查结果，让他无法接受肠胃基本正常这一事实。后经一位朋友介绍，冈本先生读了关于森田疗法的书，他终于明白自己患的不是胃肠病而是神经症。于是他开始学习运用森田疗法，经过一段时间的治疗，胃肠好了，体力恢复了，性格也变得爽朗了。作为死里逃生的患者，他愿意将怎样获得新生的体验奉献给需要救助的朋友。于是他毅然拿出一生积攒的40亿日元，创建了日本精神卫生冈本纪念财团，并用切身体会撰写了《克制自我的生活态度》《顺应自然的生存哲学》等书。冈本先生曾30次来访中国，两次来我校推广弘扬森田疗法，为森田疗法在全世界的普及做出了卓越的贡献。

## 一、冈本常男的神经症体验

下面是冈本先生1992年来我校时的演讲，题目是"我的神经症体验"。由此可了解冈本先生是森田疗法理论的实践者和推行者。

1945—1949年，我在苏联西伯利亚度过四年的俘虏生活。在那段时间里，粮食非常紧张，整月整月地吃大豆，因此我患了慢性痢疾，大便里全是混着血的透明黏液。为了治好拉肚子，我开始节食，将一日三餐改成了一日两餐。

此后，我一直认为自己胃肠不好，病后的主食一直是面包、面条，米饭是15年没入过口了。即便是节食，稍微多吃一点或吃油腻一点的食物，也会拉肚子、胃痛。由于平时吃得太少，常出现便秘。

1985年开始出现食欲减退，到了常常一日只吃一顿的状态。到1986年春，这一日一顿的饮食也成了困难之事。吃的东西只有西红柿半个、菜汤一碗、鸡蛋半个、冰激凌少许，体重从45千克减少到36千克，体力衰退到连上自家门前的缓坡也不得不借助妻子从身后将我推着往上走的程度了。

去医院看病（在四家医院里进行了精密检查），被诊断为胃下垂、营养不良、红细胞减少等，胃肠无异常。即使是这样，面对没有食欲这一事实，我仍不能接受医生的诊断。于是，中药、健康食品、心灵疗法等，所有的方法我都去试，但全无效。为此，我伤透了脑筋。

于是，我找到曾朝夕相处的老友、大西衣料株式会社的事务（现为副社长）大西辉生先生谈了我当时的情况，他提示我说："如果胃肠没问题，会不会是神经症？"接着他给我讲了他有过的同样经历：7年前他也是没食欲，一日之中只吃1个香蕉、1个苹果，体重下降了10千克，入院两次都治不好，很是烦恼。就在此时，他的亲戚给他寄来了关于森田疗法的书，他一口气读完了。书中写的与他当时的症状完全一样。接着又叫亲戚寄来有关森田疗法的书籍50余册，读完之后他对自己的神经症有了充分的了解，3个月之后他竟能像常人一样进食并完全恢复健康。

那天，我从他那里借回了森田疗法的书籍及录音带，如饥似渴地读、反反复复地听，从以下几点弄清了我患的不是胃肠道疾病，而是神经症。

第一，我是属于神经质性格的人。作为神经质的性格特征，不安、劣等感、执拗、内省、强烈的生的欲望等，在我的身上全都体现出来了。

我从小时候起，就常为将来的事担心到不能忍耐的程度，到20岁左右担心自己身材瘦小能不能活到35岁，成人后又担心有谁会嫁给像我这样的人，随后开始独立经营生意，始终为将来没完没了地操心。

因为这种性格，自己的健康状况稍有不适，便会担心是否重大疾病的前兆。由于体弱、记忆力差，常把别人的容貌忘掉，所以为此常在潜意识中自我烦恼；为了不使别人看出自己的弱点而虚张声势；因为好胜，在没达到自己计划的目的时，常常会焦躁不安、生气，与人交际非常困难；为了与人打好交道常常格外留心；在工作上稍有错误、失败也会对自己责难不休。

第二，有疑病倾向。所谓疑病症，指对自己的健康过分注意，且持难以消除的成见。对于我来说，在一日两餐中，老是为"饭是否太硬了""油炸的东西吃后会不会消化不好"等问题担心，稍多吃一点便拉肚子，吃了不易消化的东西后又是拉肚子，又是肚子痛，为节食养病，我绞尽脑汁，而且绝不吃零食。

这就是疑病症。以前喝了咖啡胃痛，吃了油炸的东西会拉肚子，自从神经症治好以后，无论吃喝什么，什么异常也没有，连自己也感到很奇怪。

第三，精神交互作用。这是指对焦虑的注意使感觉敏锐，注意力集中在焦虑上，使焦虑扩大、固定，形成恶性循环。这就像谁都有过的经历一样，一开始感觉睡不着，就越想使自己睡着，可越是这样反而越是睡不着。

过去，我时常为胃肠问题担心，饮食时、睡眠时、起床时首先想到的是胃肠情况怎样。越是这样病情越严重。现在，充分理解到恶性循环的精神交互作用。

第四，对所有的事都抱着求全主义的态度。1963年由4个小贩卖业合并成立了"里奇"（Nichi）株式公司，我是其中的创立者之一，且我一直是该公司营业方面的最高责任者。"里奇"接着合并了不少小公司，顺利地成长起来。在1979年，我不顾周围人的反对成立了分公司，并兼任了分公司的经理。然而，分公司出现了大赤字，同时我又患白内障动了手术，于是我辞去了营业方面的职务，担任人事方面的职务。没多久，接替我营业职务的人因病倒下了，我不得不再次被任命为营业方面的最高责任者。我想，这也许是最后一次尽我做营业责任者的努力了。为了公司，决心尽自己的全力做一名理想的营业者。每天从一大早开始到深夜为止，死命地加油干，无论是吃饭还是与朋友在一起时，总是只谈工作上的事，回家时也是带上几本有关营业的杂志读，几乎没有与家人一起团聚的时间。清晨，一边听有关营业的磁带，一边锻炼身体。那时是我为公司做出最大努力的时候。

自从我患神经症接触了森田疗法后，反思自己当时拼命工作，为公司尽力干的背后，有一种潜意识在起作用，即希望能听到"冈本不愧为创业者，干得真不错"等表扬，希望能得到来自同事和部下的尊敬。其实这只不过是无意识中将自己的缺点隐藏起来，只要大家看到好的一面，背着沉重的负担，消耗自己而已。

作为理想主义的营业者，想将不可能的事当作可能的事去做，这种内心冲突，同担心胃肠功能不好的焦虑，交互作用，造成心身平衡失调，表现出食欲急速减退。

听了大西的话，学了森田疗法后，我从心里感到我的毛病不在胃肠，而是由心理因素引起的神经症。此时，我开始考虑一日进三餐了。

记得大西先生在与我分手时告诉我："就是提心吊胆也得吃下去，胃肠是能消化的。"于是，从得到书的第5天起，我开始形成了一日三餐的饮食习惯。吃早饭已是40年没有过的事了。一开始，好不容易照设想的那样喝完了一碗汤、吃完1/3的面包，立即就觉得饱了。到公司后不一会儿又该吃中饭了，其实肚子一点儿也不觉得饿，于是我一边想着胃肠能够消化，只是神经症而已，一边又勉强地吞下了1/3碗饭、酱汤、煮鱼等，晚上也同样。总之，完成了一日三餐的饮食，而且就这样坚持下来了。虽说并不饿，吃了后感觉也并不好，但是吃后没有出现拉肚子的情况，体力也渐渐地跟上来了，一个月后体重增加了2千克。

以后，每月增重2千克，半年后体重达到50千克，对于身高156厘米的我来说，这是最好的体重了。这样一来，完全恢复了元气的我，在学森田疗法的过程中，开始将注意力集中在自己该做的事情上去了。托森田疗法的福，不仅胃肠完全好了，而且性格也变得爽朗多了，虽说对某事某物仍然会担心，但不会再固执于此了。对别人的看法也不再像从前那样在意了，心也宽多了，柔和多了。用一句话来概括，就是将自己融入"顺其自然"的境界中去了。

高良武久博士（东京慈惠会医科大学名誉教授）将神经症定义为"不是器质性的疾病，而是因为来自心理机制的束缚，引起的精神上或身体上的，也许两者兼有的机能障碍，并使这种状态固定下来"。此外森田正马博士说"神经质疗法的本质是人生的再教育"。这就是说要解决神经症的问题，首先要解决对神经症的错误认识，向纠正错误的方向努力。同时，要规劝人们即使是担心，也要朝前看，将日常生活安排好。

然而，目前的状况是神经症者一旦出现身体症状，自己便认为是患了某种病，而去医院的内科接受治疗。经过检查，即使没有器质性疾病，也会接受各种药物治疗。由于药物治疗效果不好，症状解除不了，所以就四处寻医求药，在日本，这被称为 Doctor Shopping。

在森田疗法中，神经症被分为下面几种类型：

（1）普通神经质症

神经性不眠症、头痛、目眩、耳鸣、感觉异常、朦胧感、疲劳、能力减退、胃肠神经症、劣等感、性不能、震颤恐怖、书写痉挛等。

（2）强迫神经质症

对人恐怖症、疾病恐怖、不完全恐怖（确认恐怖症）、过失恐怖、观念恐怖、噪声恐怖、注意散漫、记忆不良、不洁恐怖、罪恶恐怖、高处恐怖等。

（3）焦虑神经质症

心悸（心肌神经症）、呼吸困难、焦虑发作、口干、递反感、无力感、眩晕、手足冷感等。

上述 3 种分类表面上看是不同的疾病，但其病理和治疗方法是完全相同的。比如我每个月参加一次生活发现会的集会，虽然参加集会的人都患有上述不同症状，但在一起学习、体验、交流森田理论完全没有任何异样感，而且在学习的基础上将生活朝前推进，于是无论是何症状的人，其被束缚的机制都在不断得到克服，这个事实足以说明森田理论确实是能治疗神经症的。事实上，现在半数以上生活发现会的会员（6500 多人）都是克服了神经症的体验者。

近代科学的发展、医学的进步为人类带来了非同寻常的福音。医学研究中的各种专业正在朝着细分化的方向发展，而且研究领域越来越细微、深入。比如我以前患了胃肠神经症，可经过内科的精密检查却只得到一个"胃肠无异常"的结论，而不能得到神经症的诊治。后来，一个偶然的机会，有一位朋友向我推荐了森田疗法，我的胃肠神经症才治愈了。如果没有那位朋友，一定没有现在这么健康的我。想到世界上与我相同的人，我多么渴望森田疗法给他们带来福音。

随着近代医学的不断发展、进步，各种现代化的医疗设备、检查仪器及高度精确的手术器械被广泛应用，但是医疗费用也在大幅度地上升。

针对医疗费用上升的现象，我想提出一个真正能控制这种现象的方案。如今，森田疗法的理论已经证明，心理因素引起的不少疾病，对身体健康有着很大的影响。有必要普及这种关于心理与健康的理论，甚至在学校（中学以上和各种中专）将其作为课程教给学生。这样会使神经症的患者减少，四处寻医找药的现象也减少。

就我自身来说，学习并实践森田理论后，心身两方面完全获得了健康。对此，我亲身感受到了中国古代的医道之精髓："顺从大自然之理，人便能健康地生存。"

## 二、冈本常男论森田疗法与人生哲学

冈本常男先生用森田疗法治愈了自己的胃肠神经症，并深刻反省了自己的性格特点，分析了陷入神经症的原因、机制及如何克服它的体会，撰写了《克制自我的生活态度》及《顺应自然的生存哲学》。作者以自身的经历，洞察了人格、人生观、情感交流技巧与人际关系、心身健康乃至事业成败间的重要关系。这两本书籍言简意赅，非常富有哲理，读了让人豁然开朗。现将其中精华部分摘录如下：

无论性格多么坚强的人，也有不安、紧张、焦躁等精神薄弱的一面。因此，重要的是如何对待。所谓对待，换言之，就是当人的生活态度出现偏差，容易陷入精神危机时，如何克服，即克制自我的问题。

森田疗法一点也不复杂，只在于唤起人本能的"生之欲望"，解放被束缚的心，使之恢复自然状态。在这个意义上，读书的目的不是单纯为了增长知识，重要的是弄清书中与自己共鸣的部分，并把书的内容变成自己的东西。

不拘泥于某种读书方法，正是森田疗法的理念所在吧。

人总是这样，不吃够苦头，就不知忠言之可贵，也不会回心转意。

若能早接触森田疗法，则可早学会"森田式生活态度"，终身受用，从而悠然度过自己的一生。特别是那些认真、执着心强、内省型的爱操心的人，一旦将森田疗法视为普通常识而真正掌握，那对他的一生将会受益无穷。

要说森田疗法，它也并不是什么灵丹妙药。但是，像我这样仅仅通过读书、听录音就治好的人，也不是个别的。

我们两人多年来为消化不良所苦恼，哪家医院也治不好，于是转而钻研各种健康法。在这基础上接受森田疗法，并且付之行动，很快痊愈了。

大西先生劝我接受森田疗法时曾说："只要硬着头皮吃下去，胃一定会将它消化。"

人存命于世，应取积极、向前的生活态度，它可以战胜身体某些不适和疾病。相反，在绝望地认为自己"不行"，或失去生活的追求，心中烦闷、动怒、动辄苦恼时，即使小病也能致死。

不要被心中的烦恼、忿怒、迷妄或执着所困扰，而是使心地得到平静，这样才能加速疾病的治疗和康复。

这里举一个森田先生指导心脏神经症患者的实例。

有一位三十五岁的男性患者，五年来心悸亢进，死亡不安症反复发作。整整九个月，不敢乘电车，也不敢入浴。森田先生便让患者以必死的决心去乘电车，仔细观察自身死亡不安症发作时的状况，然后向他汇报结果。后来，这位患者汇报说："当时充满恐怖和不安，但与预料的相反，未觉有任何发作的症状，顺利地坐了电车。"

为什么没有发作？森田先生说："道理很简单。患者始终为恐怖情绪所支配，总希望平时不要发作，免受发作之苦。而现在，患者准备陷入并忍受发作的痛苦，甚至自己希望它发作，这时恐怖就变成了勇气。情况就是这样。"

立场不同必然引起感情上的对立……只要平时注意培育这种——纵然失败也不辩解，并能立即意识到责任在自己的"纯正之心"，人际关系将十分和谐，工作也顺利进行。

瑞典医生保罗·托乌罗涅将人际交流的层次分为三个阶段。第一阶段为知识与技术的交流。这是指上级对下属下达指示，或企业向消费者进行商品宣传等一般性的信息交流。这一阶段所进行的，可谓毫无人际感情交流的真正的"信息"。

第二阶段是深入个人感情的交流。如父母询问子女的烦恼，或朋友间推心置腹地交谈，或恋人们相爱的时候，便构成这一层次的交流。也是心心相印的交流。

第三阶段为最深层的交流。托乌罗涅称其为"祈求的交流"。这是较第二阶段更为深刻的、灵魂与灵魂相触及的交流。我觉得虔诚的信徒们向神佛祈祷应属于这一范畴。托乌罗涅说："只要理解了这种'祈求的交流'，人们便能真正懂得'生'之喜悦。"

主观的自我评价和客观的评价存在着差距，而人们往往偏偏没有看到这一点，不能客观地认识自己、评价自己，由此便产生了受害者意识。事实上，做到客观地认识自己是很困难的。

最理想的态度是客观地看到这两个方面，更加努力地发扬好的地方，改正差的地方。但一般人是很难做到这点的。总是夸大自己缺点的人固然很不好办，但看不到自己缺点的人更加难办。不顾一切地工作以为就是"一切为了公司"，现在想来那是因为在内心深处潜藏着这样一种思想意识，即"渴望别人对我这个为公司拼命工作的人做出肯定的评价"。不顾一切地拼命工作，甚至超越自己的能力极限，这种有悖于客观条件的努力，其后果必然会在某处表现出来。坦诚地承认自己的缺点并非易事。但是，唯有承认自己的缺点并予以改正，才能最终在竞争中取得胜利。

如果只是单纯的喜欢，那成功是很难的。日本围棋名人升田幸三说过这样一句话：若你是天才，可到二段。即便你是凡人，只要做出非凡的努力，也能到四段。但你要成为名人，就是天才也需付出巨大的努力，否则也难成事。这的确堪称为名言。此理也适用于薪俸阶层者的世界。若仅仅是喜欢、擅长某项工作，那充其量也只能算你起了半个人的作用。再说，不论从事哪项工作，只要你踏踏实实地付出比一般人更多的努力，那升得也会比别人快吧。比如说，倘若你的目标是要成为比大企业董事更高的职务，或独立经营者的话，即便是自己喜爱的工作，也需付出巨大的努力。这是毋庸置疑的。

无论何事，若光提出目标固然无法实现，但若无目标，则百分之百地不可能实现。

无论树立多大的目标，假如只是憧憬、向往而无实际行动，那当然不会有任何成就。当然，我们还要制订一个为一步步地接近大目标所需的现实目标，换言之，即短期目标。

公司内部的人际关系处理得好坏，是否得当，往往直接表现在工作的成果上。

建立良好的人际关系的根本在于：首先承认"真实的自我"，并将它展示在众人的面前。

将积极的言行用于公司内部人际关系的处理上，首先就需养成"打招呼"的习惯。早晨上班时，彼此见面时精神饱满地说声"早上好"，这意味着今天人际交流的开始。但我们都是活生生的人，在生活中，始终会遇到诸如情绪不佳，或同夫人吵嘴而郁郁不快的事情。为此，连打招呼致意的情绪都没有。即便在这种时候，也暂时将心绪和感情置于一旁，主动地向别人打招呼："早晨好。"这只是做了一件小事，而当天的工作却因此进展得很顺利。来公司前就有的种种不快的情绪，也不知不觉地烟消云散了。

与"打招呼"一样，虽很简单，但却能产生巨大的效果，这就是面带笑容。恐怕没有人因对他示以笑脸而生气的吧。岂止如此，面带笑容地打招呼致意还会有相当了不起的魔力。

即使遭到他人的嫌恶和愚弄也不必在意。那么此时，不管在家里还是在公司，笑也好，不笑也好，则完全听凭自己。这样便达到自由自在的境地，自然的人情味也会随之而生。

唯有达到这样的境界，才有建立良好人际关系的可能。这就是所谓秘诀吧。

不管别人怎么看自己，只要能给周围人带来愉快和幸福，那就会毫不犹豫地付诸行动。

森田先生把搞好人际关系的精髓归结为不即不离，即为既不纠缠，也不远离的状态。

纵然不顾一切地到处追寻对方，恋爱也不会取得成功。行动是必要的，但要是掌握不好人与人之间相距的尺度，反而会丧失重要的东西。正因为自己存在着抗衡的心理，所以才懂得与对方保持适当的距离，从而取得平衡。

若努力要求自己贯彻"不即不离"的原则，那就能把握周围的各种事物。

人在遇到困难，为之十分烦恼时所表现出来的最显著的特征是看不清周围的情况。因其注意力都集中到自己所遇困难和为之烦恼的心绪上，从而无法客观地看待他人和事物。这种状态恰如钻进隧洞，只看到出口处的那点光亮似的。若用术语，则称其为"精神性的视野狭窄"。

无须多言的是：回归原点并不是忘却现在的苦境，沉浸在回忆之中以求逃避。倘若真那样做，那就什么问题也解决不了。现在之所以遇到困难，其原因必定藏在以前你所走过的路途的某处。重要的是：不要紧盯着眼前的困难而感到绝望，而是开阔视野，回到最初的出发点上重新考虑，这样才能找到克服困难的方法。

身经困难和挫折，将有助于人的成长。

结交三种类型的朋友：前辈、同事和后辈。主动积极地与各种各样的人交往，是对自己的"投资"。然而作为一个现实问题，人们只愿意同那些与自己投缘（能愉快地接受自己意见）的人交往，往往避免同那些与自己意见不合或爱发牢骚的人接触。

尤其是年轻人，当他陷入某种异常困难的境遇时，很容易视野变窄，忘记事物的两面性。

是否拥有能毫无顾忌地对自己的缺点提出意见的诤友，乃人生旅途中的一大关键。

因此，我认为，不妨同属于"前辈""同事""后辈"等三种不同类型的人交往，这三种类型人与年龄大小无太大关系。他们应是：对自己的处世与生活给予启示和指导的、值得尊敬的人，与你自己有着大体相同的人生经验的人，能弥补因自己的年龄而带来不足的年轻人。

身处逆境时只要"再坚持一下"，做出最大努力，必能找到解决问题的头绪。

事物因人的心态和行动而发生变化。在我最欣赏的格言中，有一句是瑞士的医生特尔尼埃所说的："人生没有无意义之事。"

人生道路上的每一个经验，总是在后来显示出某种意义的。因此，我想：应认真地度过每一个"现在"的时刻。因为纵然当时得不到报答，日后定将放射出夺目的光彩。

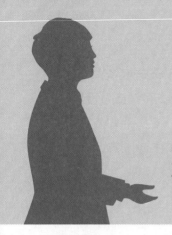

# 第十四章
# 森田正马与森田疗法

## 一、森田疗法的创立

森田正马教授 1874 年出生于高知县香美郡兔田村，1902 年毕业于东京医科大学。翌年，到巢鸭医院，即现在的都立松泽医院工作。他从事神经症的治疗之前，先是作为劳动主任对精神病患者开展工疗。最初，他尝试着让女患者编织毛衣，让男患者养鸟和糊纸袋。森田这样做的动机，与其说是为了治病，不如说是想要解脱被监禁在医院里的患者的无聊与苦闷。不料却发现这一尝试意外奏效，对患者影响颇佳。于是便从 1905 年起，他果断地开始了户外作业疗法，最后甚至发展到干农活、垦荒、养鸡和养猪等。他一面从事这项工作，一面筹划开办看护人员讲习班。他还买来风琴，鼓励人们做游戏，对护士进行军队式训练。

森田于 1903 年 9 月成为慈惠会医学专科学校教师，1925—1937 年任东京慈惠会医科大学教授，后来成为该校名誉教授。

森田的研究是丰富多彩的。他把祈祷性精神病定义为一种特殊的疾病单元，并对人格障碍的分类和偏执性精神病的病理提出了新见解。但他一生中为之付出心血最多的，还是有关神经症及其治疗方法的研究。森田从帝国医科大学毕业后成为研究生，最初一段时间专门致力于催眠疗法的研究。通过自学，他掌握了这门技术，并把治愈的病例拿到学会上发表。但这种催眠疗法对于以脸红恐怖为代表的强迫神经症却没有效果，这使他颇伤脑筋。

1900年，森田把家搬到森田疗法的发源地。他先是让神经症患者住进精神病院治疗，并且想了很多办法。由于当时这里的医院还没有很好地实施劳动疗法，于是他让患者在他家附近租房住下，试着去给他们治疗，但也收效不大。1919年8月，有个人与森田很熟，他每天都会发热，37.2℃~37.5℃，被怀疑得了肺炎。他还说自己痔疮严重，患有神经衰弱，因此不能进行正常工作，终日无所事事。森田家的二楼有间空房，他便劝那熟人换个休养环境，来这里暂住。那熟人来这里过起了健康人的生活，一个月后症状便消失了，恢复了健康。森田从这次治疗中受到启发，于是便想出用家庭式的方法治疗患者，并取得了成绩。森田在回顾当时的情况时说："我的住院疗法就是家庭式疗法。"也许可以说这就是用森田疗法治愈的首例患者。除此之外，他还曾让其他患者住到自己家中，试验这种所谓的家庭式疗法。有一名护士长曾因患重度强迫症接受家庭式治疗，森田费了很大力气，最终使之得到根治。

森田经过长达10余年的反复摸索，搜集了国内外有关文献资料，并经过一番推敲和亲身实践，多次改进之后，才逐步形成了这套独特的治疗方法。在当时，人们已经认识到，口服一些曾被认为有效的溴化物、磷、砒制剂和阿片，或使用核酸钠、林格液都是无效的；而且，人们也尝试过宾斯万格（Binswanger）的改良的生活规律法，还模仿杜布氏的说服疗法，结果均未收到预期效果。森田是一名催眠疗法的高手，但他没有将它纳入森田疗法。因为他知道催眠疗法治疗神经症患者无效。森田不赞成精神分析，但他并不是不分青红皂白地对精神分析一概反对，他只是批判传统的精神分析法中那些陈腐的、伪科学的理论。他说："弗洛伊德曾经讲过一些很好的见解。"这就意味着他并非毫无道理地讨厌精神分析。

凡是曾被认为"有效"的方法，森田全都尝试过，并保留了其中有效的东西，进而创造了森田疗法。他从当时的主要疗法——安静疗法、作业疗法、说服疗法、生活疗法中汲取了精华，并把它们合理地结合起来，创造出了他自成体系的精神疗法。在森田疗法中，常常出现一些类似禅宗的用语，而且森田本人也确实受日本文化的巨大影响，但他对禅并不十分精通，而且他把精神疗法同宗教明确地区分开。森田疗法的创立，不仅源于日本，而且也吸取了日本文化圈以外众多的治疗方法。

森田对各种患者施用自己创造的独特疗法，都取得了一定的疗效。虽然这些病例偶尔也采用过绝对卧床这种方法。而作为家庭疗法，只要应用游戏疗法、体育疗法和劳动疗法，开动脑筋多想办法，都会有效果。

据说森田正式创造出神经症的特殊疗法——森田疗法（森田称其为神经症的特殊疗法，其弟子将这种疗法更名为"森田疗法"）是在1920年前后。当时，"神经症"这个词在日本还没有确立，普遍使用的用语是"神经衰弱"，其含义是指由于过度劳累所引起的神经系统的疲劳。而弗洛伊德的精神分析理论也刚刚传入日本，但在学术界基本无人问津。并且，那时对神经症的有效治疗方法也没有研究出来。在这种情况下，森田能够独树一帜地创造出自己的一套神经症理论，并把这一有效的心理治疗方法介绍给神经症患者，用森田的得意门生高良武久的话说，这在当时真可与哥白尼推翻天动学、提出地动学说的创举相媲美，实属划时代的成就。

森田正马的一生充满了痛苦。他出生于一位小学教师的家庭里，他父亲对子女要求很严格，尤其对长子森田正马寄托着很大的期望。父亲在他很小的时候就教他写字、读书，5岁他就上小学。一有空，父亲便教他读古文和史书。晚间如背不完书，父亲便不让他睡觉。本来学校功课就很多，学习非常紧张，回家后父亲又强迫他背这记那，这样一来反而使森田渐渐地开始厌倦学习。每天早晨，他又哭又闹，缠着大人不愿去上学，用现在的话说，就是"学校恐怖"，这与父亲强迫他学习是有关系的。森田在7岁时祖母去世，第二年祖父又相继过世。其母亲因悲伤过度，曾一度陷入精神恍惚、默默不语的状态。正当家庭连遭不幸时，森田在日本寺庙里看到了彩色地狱壁画，立即感到毛骨悚然。他看到图中人死后下地狱的惨状，有的上刀山，有的下火坑，有的进血池等。这些可怕的场面在森田幼小的心灵中留下了深深的烙印，这就是后来森田理论中关于"死的恐怖"一说的来源。

森田自幼就有明显的神经症倾向。他在书中写道：12岁时为患夜尿症而苦恼，16岁时患头痛病，常常出现心动过速，容易疲劳，总是担心自己的病，即所谓"神经衰弱症状"。幼年时患夜尿症，为了不弄湿被褥，总是铺着草席睡觉，有人故意问他："铺上草席干什么？"他生气地回答说："夜里不尿炕！"这种回答带有对大人的嘲讽挖苦的反抗，但其内心十分难受。因有夜尿症而深感自卑，有强烈的劣等感，后来听说当地很有名望的板本龙马先生小时候也得过这种病，这才聊以自慰，心情稍微好了一点。后来，他在自己的著作中写道："不要谴责孩子的夜尿症，越是谴责挖苦孩子，就会越恶化。"这是他自己的切身体验。中学五年级时，他在患肠伤寒的恢复期，学习骑自行车，夜间突然发生心动过速。在高中和大学初期，他经常失眠，在东京大学附属医院内科诊断为神经衰弱和脚气病，经常服药治疗。大学一年级时，父母因农忙，两个月忘记了给森田寄生活费，森田误以为是父母不支持他上学，感到很气愤，甚至想到当着父母的面自杀。然而，经过一番思想较量后，他暗下决心，豁出去拼命学习，立志干出个样子来让家里人看看。在这段时间里，他什么药也不吃，放弃了一切治疗，一心一意地拼命学习。考完试后，他取得了意想不到的好成绩，脚气病和神经衰弱等症状也不知不觉地消失了。这些个人经历，为他后来提倡的神经质的本质论，包括疑病素质论提供了理论依据。神经衰弱不是真的衰弱，而是假想的主观臆断。神经质者本能上有很强的生存欲望，是努力主义者，其症状的发生缘于心因性，即精神交互作用。森田先生在自己切身体验中发现的最重要的"放弃治疗的心态"，对神经质具有治疗作用。可以看出，这些成为森田疗法理论基础的内容，全都是他自己痛苦体验的结晶。然而仅仅有这些体验是不够的，更加重要的是，他多年来注意对神经质者的观察，把握其症状的实际表现，密切观察其经过与转归，并把这些观察与自己的体验相对照，同时参阅国内外有关文献，从中筛选当时较好的治疗神经症的各种方法一一进行实践验证。最后，森田先生把当时的主要治疗方法，如安静疗法、作业疗法、说服疗法，生活疗法等，结合自己的实践经验与体会，取其有益成分合理组合，从而创立了自己独特的心理疗法。1912—1928 年是森田一生中最出成果的时期。他撰写了许多论文，代表作有《神经衰弱和强迫观念的根治法》《神经质的实质与治疗》等。1930 年，他创办了《神经质》杂志，并建立了森田疗法研究会，继续致力于神经症患者的治疗和研究，直至生命的终结。

目前，森田疗法这种根源于东方文化背景和传统思想的心理疗法不仅风行于日本，而且也受到欧美学者的关注。David Reynolds 将森田疗法介绍到美国，并应用于神经症的治疗中。1983 年日本森田疗法学会正式成立，第一任会长高良武久教授、第二任会长大原健士郎教授及第三任会长田代信维教授，不仅继承并发展了森田疗法，而且将森田疗法的适应证扩大到神经质以外的神经症、精神病、人格障碍、酒精药物依赖等治疗领域，同时还广泛应用于正常人，帮助他们适应生活，提高生活质量。1991 年，国际森田疗法学会成立。1994 年 4 月底，第三届国际森田疗法大会在北京国际会议中心召开，来自 14 个国家的 300 多名代表就森田疗法的研究及应用进行了广泛而深入的学术交流。2000 年，第四次国际森田疗法大会在日本东京成功举办。第五次国际森田疗法大会于 2004 年在我国上海市举办。2007 年，加拿大温哥华举办了第六次国际森田疗法大会，2010 年，澳大利亚的墨尔本举办了第七次大会。我国 1992 年召开了首届森田疗法研讨会，到 2022 年，已成功举办了十四届学术会议。未来，森田疗法在我国及世界各地将会得到更广泛的应用。

 **森田正马年谱**

明治七年（1874 年）

    1 月 18 日　出生于高知县香美郡兔田

明治二十一年（1888 年）

    9 月　入高知县立中学

明治二十七年（1894 年）

    2 月　患肠伤寒

    6 月　患焦虑性神经症

明治二十八年（1895 年）

    7 月　高知县县立中学毕业

    9 月　入第五高中

明治二十九年（1896 年）

    7 月 29 日　与久亥结婚

明治三十一年（1898 年）

　　7 月　第五高中毕业

　　9 月　入东京帝国大学医科大学

明治三十五年（1902 年）

　　12 月 20 日　东京帝国大学医科大学毕业

明治三十六年（1903 年）

　　1 月　东京帝国大学医科大学助教

　　8 月　开展犬神附体的调查

　　9 月　任慈惠会医学专科学校教师

明治三十七年（1904 年）

　　8 月 24 日　弟弟德弥在日俄战争中战死

明治四十年（1907 年）

　　1 月　麻痹、痴呆的早期诊断

　　4 月　二脚触觉计的诊断价值

　　6 月　妄想是什么

明治四十一年（1908 年）

　　2 月　治疗流行性脑脊髓膜炎后的精神病一例

　　6 月 24 日　任《医学中央杂志·精神神经学》主编

明治四十二年（1909 年）

　　2 月　治疗铅中毒性精神障碍一例

　　4 月　治疗麻痹中毒二例

明治四十三年（1910 年）

　　4 月　关于独语症

明治四十四年（1911 年）

　　9 月 11 日　长子正一郎出生

大正元年（1912 年）

　　2 月　关于更年期抑郁症的研究

大正二年（1913 年）

　　4 月　关于麻痹性痴呆的瞳孔障碍的研究

大正三年（1914 年）

　　4 月　关于迷信和精神病的研究

　　12 月　关于祈祷性精神病的研究

大正八年（1919 年）

　　10 月　梦的本质，神经质疗法

　　11 月　精神疗法

大正十年（1921 年）

　　11 月　神经质疗法

大正十一年（1922 年）

　　10 月　神经质及神经衰弱的疗法

大正十三年（1924 年）

　　4 月　关于早发性痴呆的研究

　　8 月　获医学博士学位

大正十四年（1925 年）

　　1 月　强迫观念的治疗

　　3 月　就任慈惠会医科大学教授

　　5 月　我的神经质治疗成绩

　　9 月　论心身症

昭和元年（1926 年）

　　4 月 1 日　在 NHK 广播做神经衰弱的专题

　　11 月　《神经衰弱和强迫观念的根治法》出版

昭和二年（1927 年）

　　2 月 20 日　诊疗仓田百三

　　4 月　关于人格障碍的分类

昭和三年（1928 年）

　　迷信和妄想

　　神经质的本质及疗法

昭和四年（1929 年）

　　4 月　关于我的神经质治疗的成绩

　　12 月 1 日　第一次形外会

昭和五年（1930年）

　　1月31日　《神经质》创刊

　　（建立了森田疗法研究会）

昭和七年（1932年）

　　9月11日　正一郎去世

　　9月17日　创建森田旅馆

昭和九年（1934年）

　　生的欲望

昭和十年（1935年）

　　脸红恐怖的疗法

　　神经质治疗的道路（第一卷）

　　梦的解释和评弗洛伊德

　　10月21日　久亥突然病故

昭和十一年（1936年）

　　11月　健康、人格障碍和精神异常

昭和十二年（1937年）

　　1月19日　母病逝（90岁）

　　4月　慈惠会医科大学名誉教授

　　10月　对久亥的怀念

昭和十三年（1938年）

　　4月12日　因肺炎去世

## 二、森田疗法的基本理论

### （一）森田神经质理论

森田疗法是适用于神经症的特殊疗法。神经症是一种非器质性的，由心理作用引起的精神上或躯体上的功能障碍。神经症包括的范围很广，神经质只是神经症中的一部分，主要表现为患者具有某种症状，这种症状对患者的正常生活造成影响，因此患者本人有强烈的克服症状、从症状中摆脱出来的欲望，并积极努力地克服症状。森田根据症状把神经质分成三类：

**1.普通神经质症**

失眠症、头痛、头重、头脑模糊不清，感觉异常、极易疲劳、效率降低、无力感、胃肠神经症、自卑感、性功能障碍、头晕、书写痉挛、耳鸣、震颤、记忆不良、注意力不集中等。

**2.强迫神经质症（恐怖症）**

对人恐怖、不洁恐怖、疾病恐怖、不完善恐怖、外出恐怖、口吃恐怖、罪恶恐怖、不祥恐怖、尖锐恐怖、高处恐怖、杂念恐怖等。

**3.焦虑神经质症（发作性神经症）**

焦虑发作、发作性心动过速、发作性呼吸困难等。

森田认为，在一定条件下任何人都有可能出现神经质的症状。如初次在众人面前露面，会感到紧张；听说别人发生煤气中毒事件后总觉得自家煤气阀没关好，不反复检查就放不下心等。对于大多数人而言，这种紧张和不安的感觉在生活中是很正常的。这种心理和生理现象，事过之后就会消失。但是，对于某些具有特殊性格的人来说，往往会把正常的反应视为病态，拼命想消除，结果反而使这种不安感被病态地固定下来，从而影响其正常的生活，形成神经症。神经症患者的性格特征可以概括为：

- 内向、内省、理智、追求完善。
- 感情抑制性，很少感情用事。
- 比一般人敏感，爱担心。
- 好强、上进、不安于现状，容易产生内心冲突。
- 执着、固执、具有坚持性。
- 具有一定程度的智能水平。

**（二）疑病素质学说**

森田认为，神经症患者发生的共同的精神素质称为疑病素质。所谓疑病就是疾病恐怖，担心自己患病。这是人生存欲望的反映，存在于所有的人。但是当其过强时，就开始形成一种异常的精神倾向，渐渐呈现出复杂、顽固的神经质症状。

森田认为，疑病素质直接与死亡恐怖相关。而死亡恐怖与生的欲望是一个事物的两个方面。生的欲望表现在：

- 不想生病，不想死，想长寿。
- 想更好地活下去，不想被人轻视，想被人承认。
- 想有知识，想学习，想成为伟人，想幸福。
- 想向上发展。

神经症患者生的欲望过强，想达到完善的状态，反而容易陷入"死的恐怖"之中去。此外，神经症患者是一种内向型气质。内向型的人偏重于自我内省。因此，对自己躯体方面或精神方面的不快、异常或疾病等特别注意、关心，由于忧虑和担心而形成疑病，认为自己虚弱、异常、有病，并为此发愁。这种倾向有的是由幼儿期的教养条件或生活环境的影响导致的，有的则是由机遇性因素，即由精神创伤导致。总之，疑病素质是神经质发生的根源。

### （三）精神交互作用学说

森田认为，神经质的形成是疑病素质和由其引发的精神活动过程中的精神交互作用所致。所谓精神交互作用是指因某种感觉偶尔引起对它的注意集中和指向，这种感觉就会变得敏感，感觉的过敏使注意力进一步固定于此感觉。这种感觉与注意彼此促进、交互作用，致使感觉更加过敏的精神过程。这个过程一旦恶性循环，便会产生精神与身体症状。森田博士把这种心理状况用禅语表达为：求不可得，愈求则愈不得。可用下图表示：

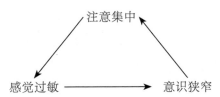

当症状发生后，患者常被封闭在主观世界中，并为之苦恼。在这种状态下，容易产生预期焦虑或恐怖，由于自我暗示，注意力越来越集中。森田认为，不阻断精神交互作用，症状就会固着。治疗的原则是对症状采取顺其自然的态度，以事物为准则，以目的为准则，以行动为准则。

### （四）神经质形成学说

森田在《神经质的实质与治疗——精神生活的康复》一书中提出了神经质的病理，可以用公式表达如下：

起病＝素质 × 机遇 × 病因

素质指疑病素质。神经质的人是内向的，对什么都担心。由于某种原因，把任何人都常有的感觉、情绪、想法过分地视为病态，并为之倾注苦恼。

机遇是指某种状况下使之产生病态体验的事情，也称诱因。

病因指精神交互作用。

也就是说，有疑病素质的人，由于某种诱因，注意力通常集中于自己的身体或精神变化。由于注意力的集中，其感觉越来越敏感，注意力也越来越集中，并固定下来，使症状发展，形成神经质的症状。在这里，疑病素质是根源，精神交互作用对症状的发展起重要作用。因此，森田疗法的着眼点是阻断精神交互作用，对疑病素质进行陶冶和锻炼。

## 三、森田疗法的特点及治疗原则

### （一）森田疗法的特点

#### 1. 不问过去，注重现在

森田疗法认为，神经症患者发病的原因是有神经质倾向的人在现实生活中遇到某种偶然的诱因而形成的。治疗采用"现实原则"，不去追究过去的生活经历，而是引导患者把注意力放在当前，鼓励患者从现在开始，让现实生活充满活力。

#### 2. 不问症状，重视行动

森田疗法认为，患者的症状不过是情绪变化的一种表现形式，是主观性的感受。其治疗注重引导患者积极地去行动，"行动转变性格""照健康人那样行动，就能成为健康人"。

#### 3. 生活中指导，生活中改变

森田疗法不使用任何器具，也不需要特殊设施，主张在实际生活中像正常人一样生活，同时改变患者不良的行为模式和认知，在生活中治疗，在生活中改变。

#### 4. 陶冶性格，扬长避短

森田疗法认为，性格不是固定不变的，也不是随着主观意志而改变的，无论什么性格都有积极面和消极面，神经质性格特征亦如此。神经质性格有许多长处，如反省强、做事认真、踏实、勤奋、责任感强；但也有许多不足，如过于细心谨慎、自卑、夸大自己的弱点、追求完美等。应该通过积极的社会生活磨炼，发挥性格中的优点，抑制性格中的缺点。

### （二）治疗原则

采用森田疗法治疗神经质患者时，一方面要帮助患者认清神经质症到底是一种什么样的疾病，是怎样发生的，另一方面要了解神经质患者的性格特征，以便有针对性地施治。因此，搞清神经质症的本质对治疗有重要的作用。有些患者弄清了症状的本质就很快治愈了。在治疗过程中，一般遵循以下几条基本原则：

#### 1. 顺其自然

森田认为，要达到治疗目的，说理是徒劳的。正如从道理上认识到没有鬼，但夜间走过坟地时照样感到恐惧一样，单靠理智上的理解是不行的，只有在感情上实际体验到才能有所改变。而人的感情变化有它的规律，注意越集中，情绪越加强；顺其自然不予理睬，反而逐渐消退；在同一感觉下习惯了，情感即变得迟钝；对患者的苦闷、烦恼情绪不加劝慰，任其发展到顶点，也就不再感到苦闷烦恼了。因此，要求患者面对症状首先要承认现实，不必强求改变，要顺其自然。

什么叫顺其自然呢？森田把它看作佛教的"顿悟"状态。所谓"顿悟"就是让患者认识并体验到自己在自然界的位置，体验那些超越自己控制能力的平常的事。当一个人把它看得很严重而产生抗拒之心时，就会使自己陷入神经质的漩涡。即集中注意于令其感到厌恶的某种情感，并不断压抑这种情感而使之受到强化，这样，经多次反复，就会形成他对人极度恐惧的体验。因此，要改变这种状况就需要使患者认识情感活动的规律，接受自己的情感，不去压抑和排斥它，让其自生自灭，并通过自己的不断努力，培养积极健康的情感体验。

要认清精神活动的规律，接受自身可能出现的各种想法和观念。神经症患者常常主观地认为，自己对某件事物只能有某种想法而不能有另一种想法，有了就是不正常或者不道德的，即极端的完善欲造成了强烈的劣等感。要改变这一点，就得接受人非圣贤这一事实，接受我们每个人都有可能存在邪念、嫉妒、狭隘之心的事实，认识到这是人的精神活动中必然会出现的事情，是一个靠理智和意志不能改变和决定的；但是否去做不理智的事情，却是一个人完全可以决定的。因此，不必去对抗自己的想法而需注意自己所采取的行动。同时，还要认清精神拮抗作用，从心理上放弃对对立观念的抗拒，认识到人有对生的欲望和对死的恐惧两种相互对立的心理现象，并接受这种心理现象，而不必为出现死亡的恐怖而恐惧不安，也不必摒除这些令人恐惧的念头，从而避免使自己陷入激烈的精神冲突之中。

要认清症状形成和发展的规律，接受症状。神经症患者原本无任何身心异常，只是因为他存在疑病素质，将某种原本正常的感觉看成是异常的，想排斥和控制这种感觉，使注意固着在这种感觉上，造成注意和感觉相互加强的作用，即形成精神交互作用。这是一种恶性循环，是形成症状并使之继续的主要原因。认清这一点，对自己的症状采取接受态度，一方面不会强化对症状的主观感觉；另一方面，因为不再排斥这种感觉，而逐渐使自己的注意不再固着于症状之上，以这样的方式打破精神交互作用，使症状得以减轻直至消除。比如：对人恐怖患者见人脸红，越怕脸红，就越注意自己的表情，越注意越紧张，反而使自己脸红的感觉持续下去了；相反，接受脸红的症状，带着"脸红就脸红吧"的态度去与人交往，反而会使自己不再注意这种感觉，从而使脸红的反应慢慢消退。

要认清主客观之间的关系，接受事物的客观规律。人之所以患神经症，疑病素质是症状形成的基础，精神交互作用是症状形成的原因，而其根源在于人的思想矛盾。这一思想矛盾的特征就是以主观想象代替客观事实，以"理应如此"限定自身的思想、情感和行为。森田指出："人究竟如何破除思想矛盾呢？一言以蔽之，应该放弃徒劳的人为拙策，服从自然。想依靠人为的办法，任意支配自己的情感，就如同要使鸡毛上天、河水断流一样，不仅不能如愿，反而徒增烦恼。此皆力所不能及之事而强为之，当然痛苦难忍。然而，何谓自然？夏热冬寒乃自然规律，要想使夏不热、冬不寒，悖其道而行之则是人为的拙策；按照自然规律，服从、忍受，就是顺其自然。"针对思想矛盾，森田提出了"事实唯真"的观点，意为"事实即是真理"，并以此作为座右铭。他说："吾人不要把情绪或想象误认为事实来欺骗自己。因为不论你是否同意，事实是不可动摇的。事实就是事实，所以人必须承认事实。认清自己的精神实质，就是自觉；如实地确认外界，就是真理。"因此只有使人的主观思想符合客观事物的规律，才能跳出思想矛盾的怪圈。

2. 为所当为

"为所当为"是指在顺其自然的态度指导下的行动，是对顺其自然治疗原则的充实。森田疗法把与人相关的事物划分为两大类：可控制的事物和不可控制的事物。所谓可控制的事物是指个人通过自己的主观意志可以调控、改变的事物；而不可控制的事物是指个人主观意志不能决定的事物。

森田疗法要求神经症患者学习顺其自然的态度，不去控制不可控制之事，如人的情感；但还要注意为所当为，即控制那些可以控制之事，如人的行动。

忍受痛苦，为所当为。森田疗法认为，改变患者的症状，一方面要对症状采取顺其自然的态度，另一方面还要随着生的欲望，在症状仍存在的情况下，去做应该做的事情，尽管痛苦也要接受，把注意力及能量投向自己生活中有确定意义，且能见成效的事情上。把注意力集中在行动上，任凭症状起伏，都有助于打破精神交互作用，逐步建立起从症状中解脱出来的信心。例如：对人恐怖的人，不敢见人，见人就感到极度恐惧。森田疗法要求其带着症状生活。害怕见人没关系，但该见的人还是要见。带着恐惧与人交往，注意自己要做什么。而这样做的结果，患者自己就会发现，原来想方设法要消除症状，想等症状不存在了再与人接触，其实是不必要的。过去为此苦恼，认为不能做，是因为老在脑子里想而不去做。而"为所当为"要求患者该做什么马上就去做什么，尽管痛苦也要坚持，这就打破了过去那种精神束缚行动的模式。

面对现实，陶冶性格。森田疗法的专家高武良久指出："人的行动一般会影响其性格。不可否认，一定的性格又会指导其做出一定的事情，但仅仅看到这一方面，则是一个片面性的认识。我们也不能忘记'我们的行动会造就我们的性格'这一客观事实。正是这一点，才是神经质性格得以陶冶的根本理由。"

神经症患者的精神冲突往往停留在患者的主观世界之中。他们对引起自己恐惧不安的事物想了又想，斗了又斗，但在实际生活中，对引起其痛苦的事物却采取一种逃避和敷衍的态度。事实上，单凭个人主观意志的努力，是无法逃脱神经症的苦恼的，只有通过实际行动，才会使思维变得更加实际和深刻。实际行动才是提高对现实生活的适应能力的最直接的催化剂。对此，高武良久举例说，要学会游泳，不跳入水中就永远也学不会游泳，即使完全不会游泳，跳入水中也是可以做到的，然后再逐步学习必要的技巧。与此道理相同，神经症患者无论多么痛苦，也会在别人的指导下，在不知不觉中得到自信的体验。要想见人不再感到恐惧，只有坚持与人接触，在实际接触中采用顺其自然的态度，使恐惧感下降，而逐步获得自信。前面已经谈到，"为所当为"有助于使症状得到改善，其中很重要的一点，就是在实际生活中将精神能量引向外部，把注意力引向所做的事情，这就减少了指向自己心身内部的精神能量。而与外部世界的实际接触，又有助于患者认识自身症状的主观虚构性。这一过程，实际上就是使内向型性格产生某种改变的过程。

在顺其自然的态度指导下的"为所当为"，有助于陶冶神经症患者的性格。这种陶冶并非彻底改变，而是对其性格的优劣部分进行扬弃，即发扬神经质性格中的长处，如认真、勤奋、富有责任感等；摒弃神经质性格中的致病之处，如神经质的极端的内省及完善欲。

由此可见，顺其自然既不是对症状消极忍受，无所作为，也不是对症状放任自流、听之任之，而是按事物本来的规律行事，任凭症状存在，不抗拒不排斥，带着症状积极生活。顺其自然、为所当为这一治疗原则的着眼点是，打破精神交互作用，消除思想矛盾，陶冶性格。这种治疗原则还反映了森田疗法对意志、情感、行动和性格之间的关系的看法，即意志不能改变人的情感，但意志可以改变人的行为；通过改变人的行为来改变一个人的情感，陶冶一个人的性格。

### 3.目的本位，行动本位

森田疗法主张患者抛弃以情绪为准则的生活态度，而应该以行动为准则。神经症患者共有的生活态度是看重情绪，常常感情用事。情绪不好时什么都不想做，把一些平常的生理现象也看成是得了病。森田疗法要求对于不受意志支配的情绪不必予以理睬，让人们重视符合自己心愿的行动，唯有行动和行动的成果才能体现一个人的价值。"与其空想，不如实际去做"，对情绪要采取既来之则安之的态度，不受其控制，要为实现既定的目标去行动。

#### 4.克服自卑，保持自信

神经症患者有极强的追求完美的欲望，做事务求尽善尽美，对自己苛刻。事实上人无完人，我们每天都可能出现各种意想不到的失误。苛求理想的结果只能使自己感到失望、失败，从而失去信心。当事实与主观愿望背道而驰时，神经症患者就不可避免地产生不完善恐怖，常常夸大自己的不足与弱点，并为此苦恼不堪，自卑自责，觉得低人一等，结果一事无成。人常说，自信产生于努力之中。许多陷入"完善欲泥潭"之中不能自拔的人，总是思前想后，强调自己没有信心，要等到有了信心才能去行动。其实，这种认识是错误的。对一个人来说，当徘徊在做与不做之间时，就应该大胆去做，即使失败，也要去行动。因为失败是成功之母，只要努力就可能成功。

### 四、森田疗法的实施

森田疗法治疗的对象主要是神经症，包括神经症中的神经衰弱、强迫症、恐怖症、焦虑症。日本的研究报道表明，采用森田疗法的痊愈率（无论主观上还是客观上症状消失）达60%左右，好转率（主观上还残留症状，客观上对社会仍略有不适应）达30%左右，治疗效果显而易见。近年来，森田疗法的适应证正在扩大，除神经症患者以外，药物依赖、酒精依赖、抑郁症、人格障碍、精神分裂症等患者通过治疗，亦取得了效果。

森田疗法主要有3种实施形式，即住院式森田疗法、门诊式森田疗法、生活发现会。要根据患者的症状轻重，以及对社会功能影响的大小，选择适当的方法。无论是哪种治疗形式，指导思想是一致的，都是通过森田理论学习及治疗者的指导帮助，陶冶患者的性格特点，阻断精神交互作用，把患者生的欲望引导到建设性生活的行动中去，以达到使患者获得对生活的体验和自信。

#### （一）住院式森田疗法

住院式森田疗法是森田疗法的主要形式，一般适用于症状较重，正常生活、工作受到较明显影响的患者。住院为患者提供了一个新的环境，杜绝其与外界的联系，使其专心致志地接受治疗。住院式治疗大约需要

40天，分为5个阶段：

**1.治疗准备期**

治疗者要向患者说明其病是心理疾病，可以用森田疗法治疗，并讲清治疗的原理及过程。介绍已取得的疗效。征得患者同意后，要求患者配合。

**2.绝对卧床期**

时间为4~7天。患者进入一个封闭的单人病室，除进食、洗漱、排便之外，其他时间均安静地躺着，禁止会客、读书、谈话、抽烟等活动，并由护士监护。主管医生每天查房一次，不过问症状，只要求患者忍受并坚持。患者卧床期间经历了从安静到无聊、烦躁不安，解脱，强烈地想起床干事的心理过程。一般情况下，患者最初情绪可暂时安定，但随着绝对卧床时间的拉长，会出现各种想法，产生静卧难以忍受的状态。继而病人还会出现一种无聊的感觉，产生总想起来干点什么的愿望——这就是无聊期。静卧期间，当痛苦达到极点时，在极短暂的时间内，会迅速消失，精神立即感到爽快起来。这就是森田先生所说的"烦闷即解脱"的意思。这是一种情感上的自然变化的结果。这种变化有助于患者认识情感是不能由意志去排除的。患者想起床做些事情，正是精神能量从内开始朝向外部世界，显示患者此时已是病情好转的开端。绝对卧床的目的是：消除心身疲劳，养成对焦虑、烦恼等症状的容忍和接受态度，激发生的欲望。

**3.轻作业期**

时间为3~7天。此阶段仍禁止交际、谈话、外出，卧床时间限制在7~8小时。白天到户外接触新鲜空气和阳光，晚上写日记。晨起及入睡前朗读古诗词等读物。患者从无聊到自发地想活动、做事，这时应逐渐减少对其工作的限制，允许其劳作。此时，患者从无聊中解放出来，症状消失，体验到劳作的愉快，并越来越渴望参加较重的劳动。与此同时，主管医生指导并批改患者日记。

**4.重作业期**

时间为3~7天。这期间，患者转入开放病房，参加森田小组活动，劳动强度、作业量均已增加。患者每天参加劳动，打扫卫生、浇花、手工操作及文体活动。通过努力工作，使患者体验到完成工作后的喜悦，培养忍耐力。促使患者学会对症状置之不理，进一步将精神能量转向外部世界。

在强化外在行为的同时，体验人类心理的自然状态，每天晚上记日记并交医生批阅。医生不过问患者症状和情绪，只让患者努力工作、读书。此阶段患者通过行动，体验带着症状参与现实生活的可能性和成功感，学会接受症状，并逐渐养成按目的去行动的习惯。

### 5.生活准备期

时间为7~10天。此阶段患者进行适应外界变化的训练，为回到实际生活中作准备。治疗者每周与患者谈话1~2次，并继续批阅日记，给予评语。而且允许患者离开医院进行复杂的实际生活练习，为出院作准备。对出院后的患者，为巩固疗效，要求定期回医院参加集体心理治疗，继续康复。

## （二）门诊式森田疗法

门诊治疗强调言语指导的作用，要求患者完整地接受自己自然浮现的思想和情感，体验其苦恼，排除纯理想、纯感情的生活，走向现实生活中去。每周就诊1次，每次交谈时间半小时左右，3~5个月为一疗程。经治疗后，患者得到领悟，即可达到治疗效果。

### 1.门诊式森田疗法的适应证

主要有焦虑症、疑病症、强迫症、恐怖症、自主神经功能紊乱，胃肠神经症及其他类型的神经症（癔症除外）。本疗法适合于迫切求医，有治疗愿望者。

### 2.门诊式森田疗法的治疗原则

首先要患者了解症状的本质，明确自己的感受属于功能性障碍。对于出现的症状，主观上不予排除，再痛苦也要原样地接受，带着症状去从事日常生活、工作、学习，即"保持原状"。只有这样，患者才会自然地把痛苦的注意转向无意识注意的状态，于是痛苦便在意识中消失或减弱。森田先生指出："凡是自然的都是真实的。"指导患者不管出现什么思想、情感，考虑什么问题都要不在乎，优劣、丑美都是没有价值的。只有这样，才能保持人类自然的心态，才能把人的"纯洁的心"导入自觉状态。

其次，医生要指导患者面对现实，面对生活。确立以现实为本位的人生观，立足于以现实为主的生活。为了做到这一点，门诊式森田疗法要取得家属的配合。家属不要对患者谈疾病相关问题，不要把他们当病人对待，这对于患者早日领悟很有好处。对于患者来说，要从处理身边事物着手，凡自己能做的事情，力求自己去完成。这是促使自己行为转向外向的最佳途径。正如森田先生所述"欲要整心，应先整形"，重要的是行动，一旦进入行动，其心也必然趋向于形，即"外相完整，内相自熟"，这就是以态度影响认识的自我心理调整的道理。

再次，要引导患者不把症状挂在口头上。因为经常叙说症状，自然会把注意力固着于症状而出现痛苦。但当他人误解或不十分理解时，可允许患者对实际情况加以说明。

在治疗过程中，让患者读有关森田疗法的书。现已翻译为中文的书有：《神经质的实质与治疗》（森田正马著）、《森田心理疗法实践——顺应自然的人生学》（高良武久著）、《森田疗法与新森田疗法》（大原浩一、大原健士郎著）、《顺应自然的生存哲学》（冈本常男著）、《克制自我的生活态度》（冈本常男著）等。

在这一疗法的实施中，患者应记日记，定期交医生阅读；医生通过点评日记，对患者进行全面分析、指导、帮助。这有益于提高治疗效果。

### （三）生活发现会

日本学习森田理论的生活发现会于1970年创办，发起时只有800人，现已有会员8000多人，集体学习点150处。生活发现会的森田理论学习所表现出来的，不是治疗者与被治疗者的关系，而是以神经症患者之间的相互帮助、相互启发为基本特征，并在此基础上开展活动。会员大都有不同程度的神经症，但能维持正常生活。生活发现会采用集体学习的方法，大致分为地区性集体座谈会和学习会两种方式。

#### 1. 集体座谈会

它是以区域为中心开设学习森田疗法理论的一种学习方式，会员每月出席一次。与会者抱有同样的烦恼，大家在此相聚，交流学习森田疗法的心得。在学习的过程中，前辈会员的支持和鼓励，使后辈的烦恼不断得到克服。接着，恢复了健康的会员又把经验传授给新会员，就这样循环往复。

#### 2. 学习会

以系统学习森田疗法理论为目的，每周一次，每次约2小时，3个月为一个阶段。有时也采取集中方式，如4天3夜集中进行。学习内容主要由森田正马和高良武久的森田疗法理论基础的7个单元组成，辅以神经症体验的讲解。7 个学习单元具体内容如下：

☞ 神经症的本质（为什么会成为神经症）

☞ 欲望和焦虑

☞ 感情与行动的法则

☞ 神经症患者的性格特征

☞ 关于"顺其自然"

☞ 神经症治愈的实质

☞ 行动的原则（积极生活态度的要点）

7 个学习单元结束后，为了使自我观察能力与日常生活的实践活动结合起来，最后讲解"神经症概论"。学习会多利用平日夜间、星期日、节假日等时间进行学习。生活发现会所有的组织活动都是围绕着保障、维持集体学习的正常运行而开展的。经费来自会员的会费。会员们不仅学习理论，而且作为实践活动的重要一环，也参加生活发现会的各种组织工作，这对神经质者的成长是非常有用的。现在，把学习作为一种终身学习的会员已占全部会员的一半。

生活发现会学员从训练中总结出了不少心得，慢慢品味，对我们会有不少启发。

• 自己真正过得幸福时，自己轻松，家人就会轻松、幸福。

• 真诚可贵。

• 走过去就是艳阳天。

• 回头草鲜嫩，为什么不吃？

• 事业和爱情就像咖啡与伴侣。

• 只有真爱自己的人才能去爱别人。

• 情绪化是不负责任的表现。

• 要想给别人好印象，就要有好姿势、好态度。

• 心宽事少朋友多。

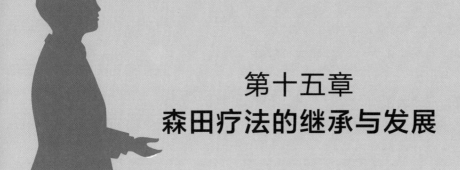

# 第十五章
# 森田疗法的继承与发展

森田疗法的发扬光大，离不开众多后辈的努力，其代表人物是高良武久、大原健士郎、田代信维、冈本常男等。

## 一、高良武久与森田疗法

高良武久先生是森田先生的高足，现代森田学派的代表人物。

高良武久先生 1924 年毕业于日本九州大学，之后加入神保又三郎教授主持的精神医学教研室。1925 年，由于教授的更换，他又师从于新任的下田教授，并经下田教授介绍，初遇森田疗法。高良先生在师从下田教授前，曾对与心身相关的生物化学、弗洛伊德的精神分析及性格学等进行过研究。当时弗洛伊德学说刚刚传入日本，高良先生对"在精神医学界竟有这门神奇的学说"很感兴趣。然而，他所师从的下田先生对弗洛伊德不太赞赏，而对森田先生评价很高。受此影响，他逐渐"从弗洛伊德的魔力中脱离出来"。

下田教授在 1926 出版的《最新精神病学》（第 3 版）的序言中，高度评价了森田先生的业绩。据说森田先生对此也非常感激。由于下田教授在九州大学赴任演说中曾谈及森田疗法和神经质等问题，并亲自实施森田疗法，所以高良先生也逐渐倾心于森田疗法了。

高良先生致力于森田疗法还有一个原因，就是他自身在青年时代曾深受神经症折磨。这与森田先生在青年时代苦于杂念恐怖，并因克服此症获得体验，最终创造森田疗法的情形是一致的。因而高良先生对森田疗法产生了浓厚的兴趣。

高良先生的学说受下田先生的影响也是很大的。1938 年在京都召开的日本精神神经学会全会上，他代表卧病在床的森田进行了"我的森田疗法"论文报告。在这篇论文中，高良先生介绍了森田的疑病素质论和下田的后天环境论，提出了适应不安的概念，并将疑病素质和适应不安调换了位置。

### （一）高良武久的"我的自述"

高良武久先生曾写过一篇文章，名为"我的自述"，使我们对这位森田疗法的推广者有更多的了解。

我时常回想起我的青少年时代。我从小学起，就喜欢在家里阅读各种书籍和杂志。上中学时，担任了学校的图书馆委员，更是如饥似渴地阅读文艺、思想类书籍。因此，虽然我在实际生活中还很幼稚，但我的思想却有点过早地成熟。当时，自己的头脑是自卑感与优越感的混合体。少年时代，我就是在这种不协调所致的烦恼中度过的。我是独子，家中有父母和姐姐，父亲是医生。我自幼是在过度保护的环境条件下受教育成长起来的。

我在上中学时，似乎就已出现神经质症的萌芽。上高中时，因自己对学生宿舍生活不适应，于是陷入了适应不安的状态，并从此开始努力探索生活的意义，一方面，为了确立人生观，到处搜寻各种思想类书籍进行阅读；另一方面，为了锻炼自己的意志和胆识，有时独自一人深夜在山中漫步，做些现在看来十分愚蠢可笑的复杂训练。当时，常常出现头重感、疲劳感、头脑不清醒感、失眠症、社交恐怖、孤独感等，并为被这些症状折磨不休而苦恼，一直在苦苦思索"应该怎样生活"这样一个根本的问题。

因为心情总是波动不安，故渴望得到平静协调的心境。然而，越是渴望心情平静，就对自己的精神状态越发厌恶。回忆当时的情况，正如森田先生所说的，陷入了"内心冲突"的深渊。

在自己内心苦斗的过程中，总算过渡到大学高年级了。这时，自己对人生是怎么一回事以及自我与环境的关系等有了进一步的认识，觉悟到要"顺其自然"地生活。由于思想逐渐想通了，感到有了胜利的希望，认识到对现实"顺其自然"可以使内心冲突得到缓和。翻阅自己那时的日记，深知在当时那样的心境下，自己不可能从痛苦、不安及烦闷中解脱出来。这些都是为了追求更好的生活时必然产生的，对人的生存具有重要意义的心理内容。如果认为这种必要的心理内容也不应该有，并企图消除它，强行做实在做不到的事，结果反而增加二重、三重苦恼。

当时的学术界，了解森田疗法的人还不多，我直到后来专攻精神医学时，才知道了森田神经症学，对森田疗法"顺其自然"的原理，出乎意料地理解了，当时激动的心情是永远也不会忘记的。

我之所以在 1929 年拜森田先生为师，并将森田学说和神经质症的治疗作为我毕生的任务，就是因为上述的那些原因。现在森田疗法已得到广泛的应用，现在的神经质症患者，都能得到及时有效的治疗帮助，再不会像我那样陷于漫长的内心冲突之中了。

### （二）高良武久对森田理论的贡献

#### 1. 关于"顺其自然"的概念

高良先生将森田先生所说的神经质称为神经质症，这是考虑到此"神经质"与常说的表达神经质性格倾向的"神经质"用语容易混淆的缘故。在概括神经质症的特征中，又添加了"主观的虚构性"，并以"顺其自然"用语取代森田先生经常使用的"事实唯真"用语。高良先生所谓"顺其自然"的含义是"顺其自然地接受自己的情绪，以应当做的事为目的去行动"。

高良先生持有极其现实的生活态度，因而高良兴生院的森田疗法比起森田诊疗所时的森田疗法更加现代化。住院期间，也分各种治疗期，而作业内容、娱乐内容与原法并不相同，这正合乎森田先生生前所主张的：为了使森田疗法更加完善、更加优越，必须有不断革新的精神。

#### 2. 论述神经质症与其他精神疾病的区别

在新闻报道和科普性医学刊物中，经常会有这样的文字："神经质症如果进一步恶化就会成为精神病。"这句话从专业角度看是完全错误的。因为狭义的精神病在发病初期，不管其症状多么轻也仍然是精神病的开始，但神经质症的症状不管多么重，也仍然是神经质症。所以，神经质症绝不会出现意识反常的异常行为。有时从外观来看，两者有相似之处，但实际上两者绝非一种病。对此本不应该有所顾虑，但有些神经质症患者却经常担心自己得了精神病。有的患者在痛苦到极点时，总感到自己现在就已经成了精神病患者。还有些患者读了有关精神病的书籍，或听了别人的道听途说的信息，便认定自己已出现了精神病的症状。这些都无非是被精神病恐怖所困扰罢了。这种人绝不是精神病患者。我们可以断定，总担心自己是精神病的患者，就不容易患精神病。而实际上有可能患精神病的人，一般并不害怕精神病，也就是说这种人根本没有精神病的疾病意识，他们根本觉察不到自己的精神失常。所以，精神病患者做出了异常的行动，本人却认为是完全正常的。从客观上看，他们没有自我反省能力。神经质症患者与此恰恰相反，他们有极强的反省能力，连自身很正常的生理现象也担心是生了病，这与精神病完全不同。

在出现神经质强迫观念时，患者会感到自己身心的某个部位有缺陷，或出现病变。由于每日焦虑而影响了正常生活，有时患者自己也感到这是杞人忧天，并想努力排除掉，却往往不能如愿。但患有精神病时，患者根本感觉不到自己的病变，因此也并不想要排除掉什么，即使有个别患者有这种意识，也是极其微弱的。相反，神经质症患者都有强烈的欲望，想要克服自己的弱点，过正常健康的生活。为此，他们付出了人所不知的辛苦。因此，从患者有无克服症状的意识及这种意识的强弱上就可鉴别神经质症与精神病。我们切不可忘记这一重要的鉴别点。

强迫观念与精神病的妄想有时在外观上十分相似，临床经验较少的医生可能很难判断准确，但这完全是两种病。精神病中的妄想只见于精神病，一般指患者的完全不合情理的错误的思维。一旦别人指出这种思维的错误，患者不但不能对此加以纠正，而且认为这就是事实，没有任何怀疑。强迫观念是一般正常的人都多少会有的一种思维和感受，强迫观念只会给人带来一定程度的慢性的苦闷。但精神病患者的妄想却大都离开了人的正常思维。如强迫观念患者会认为自己的胃有严重的消化不良，而精神病患者大多坚信自己的胃已经"破裂"了。

对人恐怖患者，对与人接触感到痛苦。但即使有这种痛苦，患者也会有强烈的欲望，希望接触较亲近的人，希望泰然自若地与人交往，希望进一步地参加社会活动。正因如此，才引起了心理冲突。但精神分裂症患者根本不愿见人，努力避免与人接触。他们并不想排除这种非社会性的态度和做法，也几乎没有想改变这种症状的意识。所以，精神分裂症与神经质症有本质的不同，前者只是单纯地不愿见人，后者除此之外，同时又讨厌自己的这种非社会的倾向。应该说神经质症患者忍受着双重的苦恼。精神病患者经常出现被害妄想，他们毫无根据地认为别人会伤害自己，认为自己总被人跟踪。神经质症患者有时也会出现这种感觉，但同时他们又会意识到这可能是自己过分思虑的结果而仔细地去分析判断，决不会像精神病患者那样，认为自己要被害而到处逃避。

总之，精神病患者的妄想含有非常离奇的内容，正常人很难理解。神经质症患者在任何一方面都具有正常人的思维内容，如果患者坦白地说出自己的症状，则任何人都会觉得自己也有过这种感觉。

### 3. 规定了森田式的生活态度

高良武久博士在开展森田疗法的同时，还规定了森田式的生活态度，这对于实施森田疗法，提高疗效，带来了莫大好处。

**（1）端正外表**

完美的外表与完美的心灵是联系在一起的。很难相信一个衣饰不整、生活懒散的人会是一个意志坚定的人。要摆脱内心的痛苦和不安，就应该振作精神，一个人一旦这样，自信心就会自然而然地坚定起来。

**（2）保持充实的生活**

人们要保持充实的生活，就必须养成劳动的习惯。要自我感到，不干事情心里就不踏实。人要有向上的进取心，并不断地通过创造性的工作来实现。例如，农民洒下了辛勤的汗水，秋后获得丰收的喜悦，从中体会到生活的意义。人们在工作中遭受痛苦，经受磨难，也会磨炼意志，增强信心，从而减轻痛苦。对于过度内向化的神经质症患者来说，通过积极工作可逐步走向外向型。高良武久博士指出：外向化的最佳方法是从事某种工作，即使是难做的事情，也要逼迫自己去做。

**（3）勿长期休养**

神经质症患者不宜长期休养。长期休养，有害无益。神经质症患者具有较强的上进心，他们要摆脱症状，也是为了使自己具有更强的工作能力。因此，让患者长期不工作，会使患者觉得丧失了工作能力，从而使症状愈加严重。其实，神经质症患者的身体根本没有毛病，硬要让其休息，会使患者感到病情严重，这就很难从疾病观念中解脱出来。

**（4）要正视现实**

有一种人，当要去做一件不情愿的事情时，会找出一些借口，尽可能去回避。相反，要去做极感兴趣的事情时，即使有困难，也要想办法去实现。人要躲避现实生活中的烦恼，往往会受到理性的自责，当然，也会以各种理由来自慰。他们以病为借口，逃避现实，为此感到现实严酷，更感到病的痛苦。他们做每件事都会表示：我有病。这种态度给治疗带来莫大困难，也是难以治愈的重要因素。正确的态度应是：不要以疾病为借口去逃避现实。

（5）不做完美主义者

神经质症患者往往是完美主义者。他们有极强的欲望，想工作，但又不愿付出代价。他们总想一切都很顺利，事实上，这根本无法实现。在生活中，现实与希望往往背道而驰，其结果总是处于一种完善的理想与不完善的现实的矛盾之中。事实上，绝对的完善是不存在的。正确的态度是：不做完美主义者。

（6）勇于自信

森田先生认为，神经质的人一般带有劣等感。所谓劣等感，即相当于自卑感。他们自觉处处不如别人，做事没有自信，结果一事无成。高良武久教授这样认为："许多事情并不一定是有了自信之后才去做，自信产生于努力之中。有人认为只有有了自信才能去工作，这好比人学会了游泳之后再下水学游泳一样，是非常荒谬的。"人对根本不可能实现的事情，不会贸然从事。但面对通过自己的努力可以获得成功的事情时，就应付诸行动。可对于有劣等感的人来说，缺乏自信，做事犹豫不决，三思而不行，陷于完善欲的桎梏之中，这样就会一事无成。正确的态度应是：增强自信，勇于进取，通过实际行动去实现目标。

（7）不要急于求成

人们遇到悲痛忧伤的事情，会经常沉溺于痛苦的回忆中。譬如亲人死亡，其情感的波动，难以在短时间内消除。但人们在心理上又想消除这种痛苦，然而，事与愿违，越想排除越不能排除，这就是实际上想把不可能的事情变为可能，势必会陷入欲罢不能的心理冲突之中。高良武久博士主张："既然对往事不能忘怀，就不要强行忘怀，而应带着这种思维积极地去做日常生活中需要做的工作，这样就会在不知不觉中使这种思绪逐渐淡漠，以至彻底消失，即使不完全消失，也不再严重牵动我们的感情了。"显然，对于现实的痛苦，硬要逃脱是办不到的。我们只能顺其自然，听之任之，努力将自己致力于工作和学习之中。

随着时间的流逝，痛苦和悲伤自然会逐渐消失。

## 二、大原健士郎与森田疗法

大原健士郎 1930 年生于日本高知县，1956 年毕业于东京慈惠会医科大学，1956 年任东京慈惠会医科大学讲师，1976 年任东京慈惠会医科大学副教授，1977 年任浜松医科大学精神科教授，1988 年任森田疗法学会理事长。

大原健士郎是高良的弟子，积极倡导设立森田疗法学会，是第二届森田疗法学会会长，第一届国际森田疗法学会会长，将 David Reynold、Lsshiyama 及中国的康成俊等学者介绍到日本，并通过他们将森田疗法传播到了世界。

大原健士郎尽可能地收集了保留下来的森田的著作、论文、座谈会记录等，用森田的词语形成森田的理论，并用浅显、熟悉的词汇汇集成森田疗法用语。他出版了不少森田疗法的论文和专著，并在国立浜松医科大学附属医院积极引入森田疗法，为森田疗法的实践研究做出了很大的贡献。

大原健士郎教授是新森田疗法的倡导者。森田疗法用"森田"来命名，是从森田的弟子们开始的，森田正马生前并没有将此法称为森田疗法，只将其称为神经症的特殊疗法。随着时代的发展，森田疗法的继承者对该疗法进行了不断的修改及多方面的研究。修改后的森田疗法被称为新森田疗法。由于森田疗法是通过亲自体验去理解，同时需要自我实现所必需的创造性，因此新森田疗法的代表之一大原健士郎教授提议，将新森田疗法命名为"创造性的体验疗法"。还有人将森田疗法称为"不问疗法""家庭疗法""顺其自然疗法""洞察疗法"等，但目前仍沿用森田疗法这一名称。

大原健士郎论述了森田理论中最主要的概念，诸如疑病性素质与生的欲望、死的恐怖的关系，他认为疑病性是精神能量的源泉，这种精神能量如果指向建设性的人生目标，发挥出来形成生的欲望就是健康人的状态。如果因某种情况受到挫折，精神能量仅仅指向自己的心身变化，就会由于精神交互作用或思想矛盾等心理机制产生焦虑，使之注意力固定于自己的心身变化，而不再指向外界。森田疗法是把指向自己心身的精神能量转变成指向外界的一种操作方法。

关于如何实施新森田疗法，大原健士郎认为，目前在日本实施森田疗法的医院已经不是曾经的经典形式，而是新森田疗法的操作。

森田把住院治疗时间规定为 40 天，而现在，森田治疗的实施者根据自己的经验，认为 40 天时间过短，现代住院时间大约为 3 个月左右。森田的继承者们根据自己的经验，将森田疗法进行了一些修改，努力创造出新的森田疗法。

在现代化社会中，让患者接受这种不治疗的方法去忍受痛苦需要增加解释的次数，甚至需要同时使用抗焦虑药。在作业的内容上，也常把绘画疗法、音乐疗法、娱乐疗法、体育疗法等综合应用到作业中去，使之与现代生活相适应。

经典的森田治疗把第二期至第四期严格区分开，新森田疗法主要采用森田疗法理论，但各期没有严格的界限，仍然有明显效果。

森田提倡"日日是好日""日新又一新"。对此，大原健士郎解释为"工作和学习的一天是好的一天，否则就是不好的一天"。不要被情绪所束缚，过着有人生目标的生活。"日新又一新"是说今日比昨日好，明日比今日更好，这样才是更有意义的人生。今日是新的一天，它包含着无止境的创造性。这些理论点在新森田疗法中都得到了继承。

新森田疗法不仅可治疗神经症，其适应证在不断地扩大。例如，对药物依赖、酒精依赖、精神分裂症、抑郁症等都有良好的治疗效果（对于后两种疾病的患者，主要是进入缓解期以后接受治疗）。对这些患者采用森田疗法，不是正规地由绝对卧床开始，而是从作业期开始。

 **新森田疗法用语**

◆ 顺其自然。

◆ 欲以一浪平一浪，反而波浪叠起。

◆ 外表自然，内心健康。

◆ 情绪本位。

◆ 行动本位。

◆ 心随万境变，变化之处是幽玄。

◆ 事实唯真。

◆ 思想矛盾（恶智）。

◆ 生的欲望。

◆ 死的恐怖。

◆ 主观虚构性。

◆ 纯洁的心。

◆ 精神拮抗作用。

◆ 精神交互作用。

◆ 有大疑才有大悟。

◆ 绝对卧床。

◆ 日日是好日。

◆ 人若有一定目标，就能承受一定的痛苦。

◆ 人是在不安中生存。

◆ 烦恼即解脱。

◆ 不安常在。

◆ 不安心即安心。

◆ 平常心是道。

◆ 目的为准则。

◆ 梦中的有无，皆无。

◆ 笑望青山山亦笑，哭临碧水水亦哭。

## 三、田代信维与森田疗法

田代信维教授，男，1938年12月生，1965年毕业于日本九州大学医学部，1971年获九州大学理学博士学位，1974年获医学博士学位，后任九州大学医学部名誉教授，是日本森田疗法学会第三任理事长。

田代信维也是新森田疗法的代表之一，他对森田疗法的主要贡献有两个方面。

### （一）关于森田疗法作用机制的研究

田代信维从精神生理学角度去探讨新森田疗法，把森田疗法的各治疗期与人类社会的自我发育过程进行比较，具体如下（表 15.1）：

表 15.1　森田疗法的各治疗期与人类社会的自我发育过程的比较

| 治疗的各期 | 社会的自我发育 | 发育过程 | |
|---|---|---|---|
| 第一期 | 乳儿期 | 活动性 | 依赖 |
| 第二期 | 幼儿期 | 自发性 | |
| 第三期 | 学龄期 | 自主性 | 自立 |
| 第四期 | 青春期以后 | 协调性 | |

田代信维认为，森田疗法的治疗过程模拟了人类自乳儿到成人的生长发育历程。从表15.1可以看出，第一期为卧床阶段，类似于刚出生的乳儿，除了大小便靠自己外，其他一切事情都要依赖他人。第二期为轻作业期，允许患者观察外界的事情，做一些轻微的小事；类似于幼儿，开始对外界的事情产生好奇心，自发地产生做一些事情的欲望。第三期为重作业期，做一些重活脏活，需要患者做出努力，并从劳动中得到快乐；这相当于学龄期的少年，开始努力奋斗，自强不息，为未来的发展付出艰辛的劳动。第四期，生活准备期，要求患者学习适应工作，适应生活；这相当于青春期以后的青年开始走向社会，不得不面对复杂的社会，必须学会将自己与周围的环境协调起来。因此，传统的森田疗法过程，实际上是将一个人从小到大的成长过程进行再现。

另外，田代信维还引用了马斯洛需求层次理论（图 15.1）来说明森田疗法使神经症患者的烦恼发生变化的经过。他认为神经症患者从认知的评价到意志的过程被心理冲突所中断，这使患者的不安加重，促使欲望变成对死亡的恐怖。由于对意志的作用，使注意指向被情绪影响的行为和症状，通过精神交互作用使患者被症状所束缚，不得不逃避现实问题（图15.2）。森田疗法可影响精神功能的多方面，打断精神交互作用，使之形成良好的认知评价、意志、行动，精神活动不再陷于恶性循环中，从而达到治疗神经症的目的（图 15.3）。

**（二）提出"纯洁的心"是森田疗法的最高境界**

田代信维认为"纯洁的心"是森田疗法的最高境界。有了"纯洁的心"，人们就不会被烦恼所束缚。并且，他将森田的"纯洁的心"与国际著名的

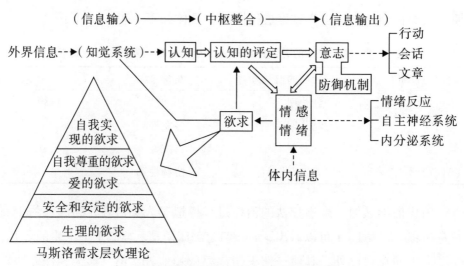

图 15.1　根据精神结构模拟神经症患者的欲望产生过程

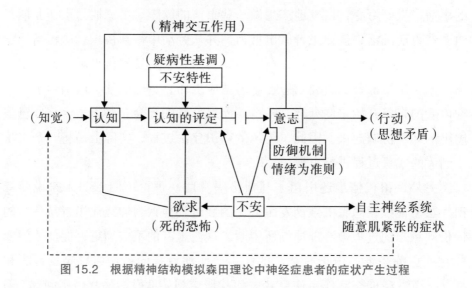

图 15.2　根据精神结构模拟森田理论中神经症患者的症状产生过程

松下集团总裁松下幸之助提出的"素直的心"进行了比较研究。

　　森田疗法强调"顺其自然，为所当为"——在实践中，对患者的症状和主诉采取不理睬的处理方式。不仅是患者，还有许多临床心理医生和精神科医生，对其治疗的目的也难以理解。森田疗法理论将患者症状及主诉的原因归结为患者认识的错误，也就是患者因"现实的自己"与"理想的自己"的落差而引起思想的矛盾，最后被这些症状所束缚，在

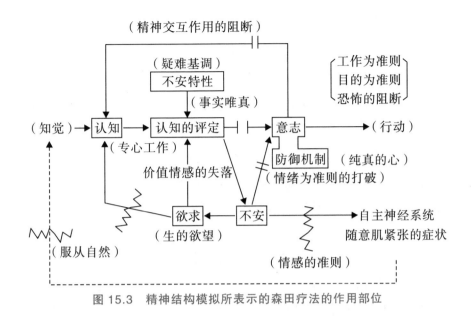

图 15.3　精神结构模拟所表示的森田疗法的作用部位

精神交互作用下，最后导致神经症的发生。森田疗法通过卧床疗法、不同程度的作业及日常生活训练期，让患者在实践中进行体会、领悟，适应外界环境，拥有"纯洁的心"，即心情坦诚，富有人情味，不为任何事情所束缚，目的本位，一切重在行动。田代信维认为，拥有"纯洁的心"是森田疗法的最终目标，是森田疗法的精髓。

　　松下幸之助对当时的社会现状进行了这样的批判（1976年）：二战后，整个社会把追求物质丰富作为一个主要的目标，并持续为之努力；相比之下，精神文明明显滞后，人际关系愈加紧张，人们变得非常自私，各自以自我为中心，无视别人的存在，即使犯了罪也不在乎。在社会的各个方面都可以看出人们心灵的贫乏和荒废。简言之，整个社会被人际利害关系和个体户所笼罩，人们丧失了素直的心。松下指出，正是人的智慧和欲望遮盖自己素直的心，导致许多不必要的竞争，使人类社会变得紧张，难以适应。松下进一步指出了"素直的心"的有利作用和丧失了"素直的心"的危害。松下幸之助"素直的心"与森田理论中"纯洁的心"在许多方面似乎非常接近，因此，田代信维详细地探讨了二者的异同，这对进一步理解森田疗法具有重要意义。主要论点如下：

## 1. 松下幸之助的"素直的心"

关于松下幸之助"素直的心"总结为以下十条。

●不被私心私利所束缚的心，大公无私的心。没有私心私利的人是没有的，它对我们每天的经营活动是非常重要的。但如果被私心私利所束缚，就成了私心私利的奴隶，万事只从自己的立场出发，损人利己，结果是丧失信誉，自掘坟墓。尽管有私心，但我们还能站在别人的立场上考虑，这样去做事，去行动，就可以说是拥有"素直的心"。

●不论对谁，对什么事，都能谦虚谨慎，洗耳恭听。谦虚谨慎来自"素直的心"。

●对万事万物都能采取宽容的态度。人类社会是一个群体，人们之间必须相互依赖，相互帮助，才能生存下去。因此相互宽容是非常重要的。

●能看清事物的本来面目。对待任何事情，不能带有偏见，要站在一个更高的立场角度去看清它的内在实质。

●对待事物，不能只看一个方面，要放宽视野，要从多个侧面去分析问题。例如，伊丹指出，某物价上涨，导致所有物价上涨，这是理所当然的。所有物价上涨，贫穷者增多，强盗也随之增多。

●保持一种谦虚好学的心，活到老学到老。做什么事情都有很多经验，因此，不管做什么都抱着能学到知识的心理准备，如果能这样，人的一生的进步是无止境的。

●考虑问题的方法灵活，自由自在，处理问题畅通无阻。

●不管对待什么样的事情，都要平静，冷静，拥有一颗平常心。不能冷静，人就变得焦虑，失去了平常心，人就变得冲动，即被其束缚。拥有素直的心，人在行动时就能沉着稳重。

●能清楚正确地发现事物的优点和价值，不被其缺点和自己的偏见所掩盖。

●博爱、慈悲的心。

对以上十条进行总结，"素直的心"是人本来就具有的平常心，不为自己的利害、立场、主张所束缚，任何事情都能客观、谦虚、宽容地对待。视野宽广，思维灵活，有先见之明，处理问题沉着稳重，游刃有余。只有这样，在共同的社会生活中，才能消除憎恨、妒忌，相互爱护，社会才能向前发展。

2. 森田的"纯洁的心"

森田疗法的最终目标是"纯洁的心"。它是指人们一种本来的感情，是一种坦诚的心，富有人情味的。与之相反的便是"恶智"。"纯洁的心"令人难以理解，森田举了几个例子来说明它。

**案例一**

在做某种工作时，我们会感到一种令人讨厌、麻烦的感觉，因此，我们便想办法尽快、有效地完成它。这是一种自然的心，纯洁的心。但如果我们有了这种情绪，便认为这样想不正确，必须消除这种情绪，努力忍耐，但怎么也消除不了坏情绪，更想不出什么好方法来完成任务，被这种坏情绪束缚了，这是恶智。

**案例二**

替朋友看护一只兔子，兔子却不小心被狗咬死了，当时又可惜又后悔，认为这条狗太可憎了，这种情绪是纯洁的心。如果进一步，害怕别人认为自己是故意的，缺乏责任心或自己太不认真等，连这点小事都干不了，整天为此烦恼，这便是恶智。

**案例三**

爱迪生在邮局打工时，因年小体弱扛不动重包而烦恼，于是发明了独轮车；当火车售票员时因等待值班而烦恼时，发明了定时闹钟。这些都是纯洁的心。

总之，有了纯洁的心，人就不会被烦恼所束缚，而是积极去采取行动；而有了恶智，人便会焦虑不安，退缩不前，被自己的症状所束缚。

田代信维教授将纯洁的心与恶智进行了详细对比，见表15.2：

表 15.2 "纯洁的心"与"恶智"的对比

| 纯洁的心 | 恶智 |
| --- | --- |
| 瞬间所引起的 | 事件之后的反省或歪理 |
| 本能的，本来的 | 后天的，习得的，人为的 |
| 人人都有的 | 自我中心的感情 |
| 以事实为基础的感情 | 情绪本位，完美主义 |
| 自由自在，畅通无阻 | 不自由，别扭，束缚 |
| 自然的感情 | 强迫，无道理 |
| 第一感情，最初的感觉 | 第二念，第三念 |
| 与智慧和爱混为一体 | 智慧和情绪分离 |
| 顺其自然 | 盲从 |
| 与对象形成一体 | 以自我为中心，不关心其他事物 |
| 直观的感觉 | 抽象，推论 |
| 协调的 | 对立的 |
| 发自内心感情 | 空洞的 |
| 创造的发展的 | 固定的反复的 |

### 3. 拥有"素直的心"的效用

拥有了"素直的心"，就会给人带来很多好处：

• 有了"素直的心"，人们便深深知道自己该干什么，不该干什么，并对自己的行为充满信心。

• 有了"素直的心"，人们对周围的一切能顺其自然，随遇而安，处理外界事物也变得得心应手，一切都变得令人快乐。

• 有了"素直的心"，外界事物很难在人们的心中引起障碍或疙瘩。

• 有了"素直的心"，人们就不会为现状所烦恼，对他们来说，日日是好日。在森田理论中，同样认为，有了纯洁的心，便日新日又新，日日是好日。

• 有了"素直的心"，能够直面挫折和危机，并能理解"塞翁失马，焉知非福"的道理。

• 有了"素直的心"，能够暂时把自己的立场放在一边，站在别人的立场上，顾全大局，看到问题的实质。而有了纯洁的心，能顺其自然，但绝不是盲从。

• 有了"素直的心"，人们之间不易引起对立和矛盾，能保持一种温和的姿态。

● 相互之间有了"素直的心"，什么是正确的，什么是错误的，一切都明明白白，社会团体生活的秩序大大提高。

● 有了"素直的心"，人们不易生病，生了病也容易治愈。

4. 丧失"素直的心"的危害

丧失了"素直的心"，可引起很多危害：

● 听不进别人的劝告，易骄傲自大。

● 易被现状所束缚，不求上进，停滞不前。

● 鼠目寸光，只顾眼前利益，不能看清事物的实质，做事易冲动，常常做出不利的事情。

● 容易被感情所束缚，忘记了自我，可能招致难以预料的失败。

● 对待事物，往往只能看到其一个侧面，并易于被其束缚。

● 一旦被某事物所束缚，就变得强迫，蛮干起来。

● 人际关系复杂化，甚至导致犯罪行为。

● 工作效率明显下降。

从以上可以看出，"素直的心"是基于社会团体间人们如何能和睦相处而提出的；而"纯洁的心"是神经症精神疗法的最终目标，虽然有一些不同之处，但很多方面是相同的。

森田疗法是治疗被自己的症状顽固束缚的神经症精神疗法，它的最终目标是达到"纯洁的心"，是一种容易自我实践的治疗方法。从"纯洁的心"的基础上出发，人们就不会被症状所束缚，能实事求是，进行创造性的行动，从而达到随遇而安的境界，神经症也就在不知不觉中治愈了。松下幸之助的"素直的心"，是无私的心，不被一件事所束缚，能用顺其自然的态度去看待事物的发展。拥有素直的心，人们便具有鉴别事物本质的能力，从而能主动地适应事态发展。两者虽存在着不同之处，但内容非常相似。对两者异同的研究在推广应用森田疗法中有着十分重要的意义。

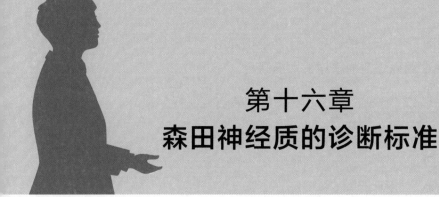

# 第十六章
# 森田神经质的诊断标准

为了更深入地研究推广森田疗法，1990 年，在大原健士郎理事长的倡导下，专门成立了森田神经质诊断标准委员会，会长为蓝泽镇雄，副会长为丸山晋、北西宪二。森田神经质诊断标准委员会以森田、高良描述的森田质的八项特征和东京慈惠会医科大学第三病院开发的森田神经质诊断面接法为基础，对日本几乎所有的有名的森田疗法专家进行了两次调查，历时 5 年，并于 1995 年在森田疗法学会杂志上发表了关于森田神经质的诊断标准的研究报告。

## 一、森田神经质的诊断标准

### （一）症状特征

应满足 A、B 两项诊断标准，同时满足 C 项诊断标准中的任意三项：

A. 对症状具有异常感，伴有苦恼、痛苦、病感（异质性）。

B. 对自己现有状态（性格、症状、烦恼）不能适应环境而感到焦虑（适应不安）。

C. 在症状的内容及对症状的认知等项目中，满足三项以上。

- 由症状（烦恼）引起的预期焦虑（预期焦虑）。
- 症状（烦恼）的焦点明确（防卫单一化，主要是对一件事情而烦恼）。
- 认为自己的症状是特别的，特殊的（夸大症状）。
- 具有想消除症状的强烈愿望（求治欲望）。
- 症状内容与日常生活情感相关，可以了解（了解可能性）。

（二）症状形成的机制

在此，必须满足以下两个标准：

1. 必须确认精神交互作用

把握由于注意和感觉（症状）的相互激活而使症状明显化，注意固着、注意狭窄而陷入恶性循环。

2. 消除症状的强烈欲望

①认为只要消除症状，就能做自己期望做的事，或期望完全没有焦虑、恐怖的状态。②由于"理想自我"与"现实自我"的差距而产生的内心冲突。

（三）性格特征

1. 内向性、弱力性

• 内向性：对自己的现状过度内省，有劣等感。

• 顾虑性：拘泥于细节，难以自拔。

• 易受伤害性，过敏性：容易因别人的言行受到伤害，过分在意别人的言行。

• 疑病性：有对自己的身体和症状过分敏感的倾向。

• 被动性：缺乏主动性，易消极，对新事物接受慢。

2. 强迫性、强力性

• 求全欲强：强迫地求完善，不这样做就不行。

• 优越欲强：厌恶失败。

• 自尊欲强：自尊心强，希望有好的评价。

• 健康欲强：总想心身健康，期望完全没有焦虑状态。

• 支配欲强：按照自己的想法把握自己及周围事物的欲望强烈。

## 二、诊断森田神经质时的注意事项

• 有抑郁症状时，应慎重，注意与抑郁症鉴别；

• 注意把握症状形成过程中恶性循环的明显性；

• 性格特征至少各满足一项，如果有明显的冲动性和暴力行为的患者，应谨慎诊断（与境界性人格障碍区分）。

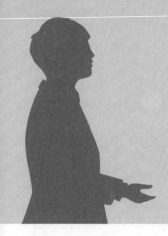

# 第十七章
# 森田理论学习的要点

## 一、学习要点

### （一）了解神经症症状的本质

神经症不是器质性的、精神性的疾病。症状并非疾病。如果把所谓症状看作谁有了它便是得了疾病，那是一种错误的看法。为治疗症状，了解正在烦恼的症状是什么，这是非常重要的。

### （二）认清努力的方向并不断调整

错误的认识导致错误的行动。几种错误的努力，如企图用意志的力量去控制症状，试图用瑜伽功、自律训练去改造性格等，其结果是更深地陷入症状（被束缚）之中。那么该怎么做才好呢？

首先，自己明确上述要点，这样，自己本来的欲望就会很清楚了。例如，有对人恐怖症的人，不能以消除症状为目的。因为在他们的心灵深处希望与人友好相处，希望有很多好朋友，希望做受人尊敬的工作等，只有知道其本来欲望，才能对症下药。

其次，制定眼前的实践目标，开始实践。定准方向，着眼于日常生活，做该做的事，并使之成为习惯，一点一滴地积累。例如，一个高中生，最基本的是以完成学业为目标，即使是焦虑症状存在，除了学习别无他法。重要的不是等症状消除以后才去做什么，而是现在就开始做必须做的事。

有时候会出现这种情况：即使在头脑中制定好实践计划，但行动却跟不上。这时应重新考虑实践措施。如果实践目标是力所能及的，那就要仔细考虑实施的细节。一边忍受着症状，一边持续不断地做日常生活中的事，便会产生出新的感受。

## 二、为什么会成为神经症？

首先让我们来了解一下人们烦恼的本质是什么，即精神上被某些症状所束缚。如果能把握住这点，便能改变我们对症状及自身现状的看法。

### （一）神经症的特征

1.它既非器质性的疾病，也不是精神病，而是在对人性的错误认识的基础上由某种精神性的机制而引起的一种现象。

2.把正常的健康人谁都会有的心理、生理现象看做是异常、疾病，并且把这作为人生的一大障碍，无论如何也要把它治好。

### （二）神经症的类型

神经症分为三种：普通神经质症、强迫神经质症（恐怖症）和焦虑神经质症（发作性神经症）。

### （三）造成神经症的精神机制

1.外　因

本人有某种感到为难的环境，如疾病、工作调动、搬迁、亲人的生离死别、结婚、晋升等多种因素。

2.内　因

有三个方面：①生来具有的神经质性格特征，以及脆弱的性格特点（性格本身来说并无好坏之分，只是脆弱性太强，副作用大）；②强烈的适应焦虑（对事物、环境能否适应的一种焦虑）；③对人性错误的认识（神经质者有着强烈的"不这样做不行"的观念，而且被"只能这样"的观念束缚，有着无视人性事实的倾向）。

3.精神机制

人常会把自然发生的事当作只发生在自己身上，或把此错误地看作特别事件（对人性的一种错误认识）。例如，工作后的疲劳、困乏状态任何人都有；在参加对自己来说很重要的会议时，在众人面前紧张得说不出话来或声音颤抖，很在意别人会怎么看待自己，不用说每个人都经历过这样的事。而神经症患者把这种发生在任何人身上都不会感到意外的事情，看作只会发生在自己身上而作为特别事件去对待（部分弱点绝对化）。这样一来就会把焦虑、痛苦归咎于"如果没有这些，就不会发生（防卫单纯化的机制起作用）"。

疾病恐怖是只对患病感到恐怖，焦虑神经质症患者是只担心心悸、目眩等躯体状况。把焦虑、痛苦这些症状作为眼前的"敌人"，而其他的现实问题无暇顾及。一旦想到如果没有这些问题，想压抑这些问题的时候，焦虑、恐怖感就越来越强烈（精神交互作用），这样便会对现实问题失去注意，现实生活就会后退，促使焦虑、恐怖感进一步加剧，患者一心一意想消除焦虑感、恐怖感，于是便出现错误的行动，朝着等焦虑、恐怖消除之后再做其他事的错误方向去努力。

进入一个新公司，不用说会伴随焦虑。在这种情况下，本应把目光放在做好工作让人们承认自己的欲望上，尽快地投入工作，在现实中努力进取。然而，神经症只注意焦虑，想从焦虑中逃避，做种种努力企图消除它，反而忘了自己本来应该做的事，犯下大错（手段的自我中心化）。结果，现实生活越来越往后退，陷入神经症的泥潭。

### （四）因为症状而扭曲了的看法、想法

#### 1. 来自劣等感的差别观

具有这样观念的人，总认为自己的心身特别软弱，和别人不同，自己有很多弱点，只有自己对外界刺激的抵抗力差。

#### 2. 劣等感的投射

不仅失去了为他人着想的想法，而且总感觉别人知道了自己的症状，因此轻视自己、讨厌和自己在一起。

#### 3. 脆弱性

人如果没有健康，就不可能有好的生活。一旦患了一种疾病，就感到自己的人生无可救药。这么一来，考试失败了，在人前脸红了，就觉得自己的人生无可救药了。也就是说，他们对事物的认识要么这样，要么那样，必须二者择一。对于健康，他们寻求没有疾病的完美，自我防卫倾向强烈，无论怎么说，其追求都不过是一种理想，不可能从实际、现实去考虑。

#### 4.依存性

即缺乏自主、自立性。在工作单位出现失败，把责任归咎于别人。人际关系不好，就在家里张扬想要辞掉工作。只要一面临困难，马上就表现出对别人或其他事物的依存态度。而且习惯于对己宽，对人严。一旦面临困难，从来不会忍耐，从来不去主动地想办法打开局面。无论做何事都不与人商量，不能付诸行动。所以在现实生活中，行动范围非常狭窄，体验不足，很容易走上神经症的这条路。

#### 5.以自我为中心

以自我为中心是指只考虑自己的事，或是在考虑事情的时候总是以自己为中心。换句话说，只能用主观的思维思考，而不能站在客观的立场上、用客观的态度去考虑问题。所以，常常想的是别人怎么看我。说得严重一点，无论做什么事都顾虑重重，还未曾工作，先想到失败，劣等感特别严重。而且，总觉得自己神经症症状最严重，别人的症状没有什么，几乎完全丧失了为别人着想的态度，是纯粹的自我中心主义。

### （五）打破脆弱性

#### 1.认清神经质性格

首先，自己要认清自己是一个具有胆小谨慎、不服输的神经质性格的人，而且充分地认识这种性格的好、坏两个方面。知道了这一点，今后该怎么做、怎样发挥神经质性格好的一面就会成为自然而然的事了。简单地说，首先要弄清自己是什么样的人，这是最重要的。

#### 2.摆脱完美主义（打破完美观念性）

任何事情都不可能是完美的。然而，在现实生活中，人们总是追求完美，如在别人面前冠冕堂皇，考试不能失败，就是基于这种想法。因此，必须摆脱这种完美主义。因为世界上不可能每一件事都完美无缺，过分追求就会成为一种束缚。行动也好，情绪也好，都应顺其自然。当在别人面前必须说点什么的时候，不应该只着重说冠冕堂皇的话，重要的是事先检查自己要说的内容，朝着目标努力。用不着把注意力放在说话过程中的口吃、脸红或者是说错了什么。

#### 3.采取自主行动（打破依赖性）

无论谁都不可能一个人孤立地生活，人们在生活中必须与家庭、工作单位、社会协调配合。因为焦虑，便不愿与人打交道，不愿参加家长会，明明自己是主妇，却让丈夫在单位请假出席。因为不喜欢见到邻居，连外出买东西也不去。这种态度是不可能生活得愉快的。如果长期这样，就不可能从被束缚、依赖性中摆脱出来。这时，便需要我们具备不管有无焦虑、不管喜欢与否，也不要畏惧失败，主动地去做必须做的事。只有随着实际行动、实践的积累，依赖性的态度才会慢慢地消失，在行动能力增加的同时，行动范围慢慢扩大，才能充分发挥神经质性格好的一面。

4. 为人着想（打破自我中心）

简单地说，为人着想是一个非常大的、虚构的框架，它意味着必须为他人做点什么，按这种空洞的说法又会陷入被束缚的状态。不要想得太大，要具体从别人的立场、心情出发去做事。如果是家庭主妇，不管自己情绪怎样，应该在丈夫、孩子们出门之前起来，准备好他们的早餐，用"在外当心"的话送他们出门。如果是丈夫，不要认为家里的所有事情都应该是夫人做，叠被子、清洁浴室等，像这种互相体贴的行为，可以使自己的注意力转向外界，主观看法和想法就会朝着客观看问题的方向转换。

## 三、神经症患者的性格特征

正为神经症烦恼的人们有着天生的神经质性格。虽然他们不喜欢这种性格并为此烦恼，但这种性格不可能随着人的意志而改变。唯有行动起来才可使这种性格朝着建设性的方向发展，使能力得以充分地发挥。而了解自身是最基本的前提。

### （一）关于性格的看法

#### 1. 性格是不能随意志的力量而改变的

例如，自己很讨厌在旁人面前口吃→自己的心胸狭窄是其原因→想成为心胸宽广的男子汉→练习讲演→自我暗示→结果只是让自己体会到劣等感。人的性格不可能像陶土一样精雕细琢。

#### 2. 性格随行动而变

不能否认性格有遗传决定的一面，但它也有被社会、环境影响的一面，精神性的东西明显具有可变性和流动性。性格虽说不能随自己的意志去改变，但却是随着环境与行动的变化而变化的。

3.性格有正、反两个方面，良性实践能使性格中积极的一面得以发挥

在森田理论中有"两面论"的说法，即事物具有两个相反的方面，这两个方面在矛盾及纠葛中发展、变化，我们在事物矛盾对立的运动中，才能正确地去认识事物。性格特征适合用两面论去理解。性格特征本身并无好坏之分，仅仅是在实践中发挥积极的或消极的影响而已。神经质的性格具有让神经症发生并使其强化的一面，同样也有克服它的一面。这两个方面是矛盾、对立的。它使我们对神经质的性格、神经症的应对方法发生不断的变化。

**（二）神经症患者的性格特征**

神经症患者的基本性格特征包括自我反省性、执着、强烈的追求欲、担心等。其有对现实生活不利的因素，但克服困难后也可成为一种原动力。症状强的时候，表现出逃避行动，性格的"反面"占上风。在为症状烦恼时，能有好的行动，性格的"正面"会自然而然表现出来。好的行动反复出现多次以后，会带来一种舒畅的感情，陶冶其性格，从而使性格的"正面"占上风，达到一种安定。

1.自我反省的、理解的、意识性的

其"正面"表现为：反省心强烈、认真、责任感强。例如，当克服症状或朝前进的时候，神经症患者的自我反省具有很大的能动力。这种自我反省性如果没有认真，神经症患者是不可能克服的，反而会给别人添麻烦。

其"反面"表现为：只考虑自己的事，过分仔细地分析自己的心身状况，夸大弱点、缺点，抱着劣等感不放，带有观念性的理想主义倾向。例如，症状最重时，只能意识自己的事情。而且对主观理想的追求想一口气就达到，与自己的实际情况相矛盾是症状的又一因素。

2.执着性强

其"正面"表现为：有韧劲、忍耐力强，做什么成什么。例如，将这种韧劲用于实践中，可以克服症状。

其"反面"表现为：容易拘泥于某事某物，不可通融，缺乏柔软性。例如，当拘泥于某事并将这些想法固定后，自己的意识就很难改变过来，很难适应周围的环境，很难用缓和的方式吸收其他意见。

3.敏感、担心

其"正面"表现为：上进欲、完美欲强，不懈努力，认真。例如，做事之前从各个角度仔细考虑，有这些准备不容易失败。

其"反面"表现为：对焦虑、痛苦反应敏感，常考虑将来的将来，自寻烦恼；行动消极，容易失去行动的大好时机。例如，过分考虑后嫌麻烦，要么放弃，要么花费很多时间。

4.欲望强烈

其"正面"表现为：上进欲、完美欲强，认真，不惜努力。例如，他们常常不会失去上进欲，一直拥有梦想与目标并为之努力。

其"反面"表现为：容易陷入完美主义，追求与现实分离的理想和欲望，所以常为不完美而烦恼。例如，即使有目标，因为它与自己的现状及实力不相称，所以总是没有成功感，总是有劣等感，怨恨周围的一切。

## 四、感情的法则、感情与行动的法则

神经症患者最初便有对感情认识不足的部分。如果能正确地抓住感情的本质，他们对于自身的看法就会发生质的变化。

### （一）感受力

无论什么感情都是自然的。不愉快的感情也是自然的，没有任何异常。例如，别人的视线是自己的心病，是不是粘上了不洁之物等，这些感情都是自然感情，与疼痛一样，是一种本能反应。

不要去整理这些感情。感觉到的东西就让它自然地感觉，熟悉以后感情便会流畅起来，变得柔和起来（自然、纯洁的心）；随着感受力增强，慢慢地能感受到花的美丽、人的亲切，此时便从以自我为中心开始转变到为他人着想了。

盼望着焦虑感、不愉快感消失的神经质者，因为感受不到自然的时间太长，所以，对自然的感受力已经减弱了（偏离了）。

### （二）感情的法则

感情如果放任不管，或者顺其自然，其经过是不会形成山脉样的曲线的，它一升一降，接着便消失了。感情是一种自然现象，人的力量（人的意志）是无能为力的。无论喜、怒、哀、乐，都不会永久地持续下去，到一定时候是会自然消失的。

如果让感情冲动满足后，它便会很快地安静、消失。但是，有神经质性格的人，愤怒的感情爆发时，冲动性的行动后虽能得到一时性的满足，但后来总是痛苦。

感情一旦习惯了某种感觉，对此便会变迟钝甚至没有感觉了。例如：早起最初是非常艰苦的，但是坚持下去，习惯后，便一点儿也感觉不到了。再如，对夏天30℃的气温而言，它的开始与结束，人们会有完全不同的感受。在社会生活中，不可能只有快乐的、美好的事情，不管多么痛苦的磨炼，只要能忍耐住，习惯了以后，便不会再有这种感受了。

感情随着某种持续性的刺激而增强，一旦注意力集中在这上面后，感情对此的反应会越来越强。例如，有食欲不振、失眠烦恼的人，很自然地地便会出现焦虑的感情及恐慌的状态，当想到无论怎样都应该做点什么去消除它时，便用坐禅、马拉松锻炼来对付它，这样把注意力集中于这些症状后，焦虑反而更强了。再如，在众人面前怯场，声音发颤、脚发抖，拼命地想控制它，说重要的话时反而说不清了。这种反复出现的恶性循环被称为精神交互作用，它可以使感情的流动停滞，陷入被束缚的状态。

感情随着新经验的体会，在不断反复的基础上牢固地形成。例如，不敢利用交通工具的焦虑神经症患者，因为有预期恐怖，所以，当他提心吊胆地乘上电车，把注意力集中在焦虑感的痛苦上时，其结果是越来越不敢乘车；如果果断地乘上车，忍耐着到达目的地，再重复几次这种安全乘车，就会建立自信。

### （三）感情与行动的法则

感情是人内在的自然现象，不受意志的控制。在众人面前表现出紧张、抑郁、焦虑等感情是人的自然感情，即使是想改变它，也是不可能的。

感情会随环境及行动迅速地变化，然而行动是可以自由的。例如，为在众人面前紧张得说不出话来而烦恼的人，是对人恐怖的人。紧张是不可避免的，但是如果他仍能出席座谈会，将自己的症状说出来，紧张感便会随着这个行动而得以缓和。反过来说，如果只注意自己焦虑的情绪，不愉快感会一直持续下去。

好的行动伴随着愉快的感情，不好的行动伴随着不愉快的感情。好的行动是目的本位的行动，好的行动、实践比什么都重要，而不好的行动是情绪、感情本位的行动。例如，因为有对人恐怖症而怠慢，迟迟不向上司汇报工作就是情绪本位、不好的行动，若不断地重复这种不好的行为，自我嫌弃、劣等感就会越来越重（负性感情），到什么时候也不会摆脱掉症状，结果会被评价成为没有现实责任感的人。

重复好的行动可以养成愉快的感情习性，不好的行动会形成不好的感情习性。行动会给感情带来影响，但是一两次的行动并不会在养成习性上起多大的作用。长时间反复的行动才会导致感情习性的形成，必须有毅力，长期坚持努力。

不好的行动形成的感情习性，会因好的行动养成愉快的感情习性而消失。例如，我们因为对人的感情产生了错误的认识，在不好的行动的基础上，陷入了神经症的泥潭。但是，如果意识到错误的认识，给予好的行动。坚持不懈地做下去，一定会养成好的感情态度，便能克服神经症的痛苦。与其说直接放弃不好的习惯，不如说从养成好的习惯开始更好。摆脱症状并不需要那么急，而是要通过实践、努力，慢慢地克服它。

## 五、欲望和焦虑

为什么我们会这么担心，有这么多的焦虑？我们会想"要是没有这些事情就好了"，然而这些焦虑的出现却是有它的理由的。如果能正确对待背后隐藏的欲望，肯定能想出一个实现或抑制这欲望的好方法。

### 1.焦虑与欲望占了同等比例，欲望越大，焦虑越强

焦虑的根源，一面是死的恐怖，另一面是生的欲望。生的欲望是没有止境的，死是让人们恐怖的。例如，焦虑神经质症患者，只接受到死亡恐怖的威胁，他有不想死、想活的欲望。普通神经质症患者，因为恐惧与死直接相关的不可治疾病、难治性疾病，反复不断地做健康检查，说明其有想活得更健康、更好的欲望。强迫神经质症患者表现出一种对成为社会落伍者的恐怖，说明他们有希望得到社会的承认和信赖的欲望。

### 2.有欲望的地方一定伴随着焦虑

从感情的角度来看，欲望既伴有焦虑，也伴有喜悦，可以把苦和乐很

微妙地融合在一起，以便实现欲望。例如，拥有希望被人承认、受尊敬、有个理想的婚姻等种种欲望时，便会感到焦虑。然而当这些欲望被满足时，人们就会感到喜悦。这成为一种激励，使人们在艰难中为实现这些欲望而奋斗。

**3. 一旦患神经症后，忘记了本来的欲望，看不见目的，把消除症状（焦虑、恐怖）作为目的**

对于头痛、心悸、惧怕别人的视线等身心不适及焦虑该怎么办？是把这些焦虑、不适感看作一种不应该有的东西呢，还是看作虽然有，但并非器质、精神性的疾病呢？难道除了承认它、忍受它，就没有其他办法？看法不同，会产生对待神经症的不同态度。例如，当想到不能堂堂正正地生活、不愿猥猥琐琐地活着时，为了消除这些焦虑便会做出种种努力，如用药物治疗、自律训练等，然而得到的却是相反的效果，焦虑变得更重。而当你认识到为了得到更好的生活，焦虑只是其欲望的另一面，这样便能按实现目的的正确方法去做。

**4. 焦虑是安心的一种准备**

为了保护我们的生命，适应社会，焦虑及不适应感是不能没有的。例如，汽车的刹车，如果没有它会发生车祸；在人前紧张、发怵，如果没有这些，人便会鲁莽行动。

**5. 神经质症患者的焦虑是一种被扩大化的观念的产物**

神经症患者的焦虑是在头脑中对观念的欲望（与现实不相应的）形成的一种扩大化的焦虑。这一点同样可以通过学习、实践使它朝自然的方向变化。

**6. 人在"生的欲望"的支配下产生种种欲望，那么同样也会有种种焦虑存在**

人的生存本来并非为死或焦虑、恐怖而操劳，只是正确地认识这些欲望和焦虑，按这种欲望尽最大的努力去做而已（有必要认识主要的欲望是什么）。

**7. 欲望随积极的行动得以发展**

一件事完成后再向另外的课题挑战，视野就会开阔起来。当注意力朝向外界后，该做的事情就会多起来。随着生活的充实，慢慢地便会忘记症状。

## 六、行动原则

到目前为止，我们仅仅学习了森田疗法的理论知识，对解决烦恼没有任何实际帮助，而把这些知识用于实践才是应用森田理论的第一步。我们将这些要点整理成12条介绍给大家。

对于森田理论，与其空谈它的理论，不如说行动更为重要，无论情绪、感情、症状怎么样，做应该做的事。在反复实践的过程中，不仅使人们从神经症中解放出来，而且与他们的人格成长有着直接的联系。

为了在日常生活中做应该做的事，请参考这些要点，然后按自己的实际情况努力，并时常在日常生活中检查自己的实践和行动。

1. 当面临困难，感到焦虑、困惑时的检查要点

（1）问题是什么？

困惑、焦虑的原因何在？不要从主观上去看，重要的是在客观事实中抓住一些重要的东西。当我们主观倾向强的时候，要想从事实中抓住问题的要害是非常困难的，但正如森田博士所强调的"事实唯真"那样，我们需要仔细观察自己所处的环境、健康状况以及能力，从事实中找出其中的问题。

（2）原因在哪里？

为什么出现困惑焦虑，要仔细考虑其中的因果关系。当把原因归咎于自己的性格、症状及身心状况时，便不可能抓住问题的真正原因。而且，一旦把原因归于症状后，症状便成了眼中之敌，以除去症状为主要目的，结果焦虑、恐怖情绪越来越重。

（3）有什么解决办法？

举个例子，把自己想到的若干办法逐条写在纸上，这样能帮我们加深对事物的客观认识，理清思想。

（4）对自己而言，最好的解决方法是什么？

从刚才罗列的多种解决办法中选择一个，排除自己不可能去做的，选择可行的方案。这种做法可以使人们在头脑中想到的东西可视化，在选择解决办法时更容易做。

（5）做好选择后立即行动

解决问题的最好办法是：与其论理，不如行动。当选择好解决办法后，

我们已经处在背水一战的境地，只能按决定好的办法去做，别无他路。

**2. 最初的行动总是伴随着焦虑**

森田先生说，焦虑是为安心做的准备。我们习惯于将焦虑作为障碍，正因为这样，当最初感受到的症状——焦虑、恐怖及身体的不适便成了问题。最初的行动通常是一种没有经历过的行动，出现焦虑是理所当然的。正因为如此，最初的行动才会小心谨慎。

**3. 行动的惯性**

森田认为不管喜欢与否，动手做该做的事。他鼓励人们先行动，这才是出路。伴随着这种行动，在不知不觉中，在心灵里，惯性便会悄然而至。人们对学习、工作等事情感觉麻烦，不愿动手时，即使给他们鼓劲，也不一定能有多少效果，而且无论等多久也仍不见动静。无论有没有受到鼓励，能做的事就是能做。无论喜欢与否，动手做该做的事，感情就会随此发生变化。

**4. 行动、情绪是波动的**

紧张之后会有松弛，运动之后会有疲劳，情绪高涨后也会低落。同样，人不会永远是同样的情绪，会有紧张、松弛、情绪高扬、低落的波动。然而我们却忘记了这个自然规律，常把紧张、松弛、情绪高扬、低落这些情绪看成是不应该有的。例如，我们总有身体倦怠、不能集中精力去做事情的时候，但两三天后，回头去看那段生活，大都处于紧张之后的松弛状态，像这种时候，老老实实顺从它，决不要无理行事，这样便能做到顺应自然。服从自然规律，尽量过规则的生活，是非常重要的。

**5. 当下能做的只有一件事**

我们稍稍一忙，这也想做，那也想做，焦躁不堪，手忙脚乱。然而无论怎么忙，眼前能做的只有一件。选择非常重要，要自然而然地按先后顺序去做，或者按计划行事。写在纸上，使各种事情可视化，也是一种方法。

**6. 100% 正确的行动是不存在的**

我们是完美主义者，带有"对什么事情都要求十全十美"的倾向。不用说这对工作和健康都很好。但是，这种倾向如果过分，便会成为一种单纯的只满足于自己的完美主义情绪的东西，结果做什么都得不到满足，对别人做的也不满意，这时便容易出现种种问题。完美只是一种观念的产物，现实中是不存在的。我们唯一能做的是，朝着目标努力地去做，除此之外，别无他路。

### 7. 彻底与自寻烦恼决裂

神经症患者具有为某事非常担心的性格，不管事先做了多少准备，到最后仍是伴随着担心而终结。这类人群常被人说"自寻烦恼"，他们自己也常在事后才觉得这是一种自寻烦恼。但是，针对某件担心的事而言，它是一种自寻烦恼，还是应该操心的事，事先是不知道的，"自寻烦恼"只是后来的结论而已。所以，自寻烦恼、担心、小心是应该的，只是要掌握好程度、时间，别错过了行动的大好时机即可。如果因为担心而无法做任何事，这便成为没用的自寻烦恼。一边小心、谨慎地考虑问题，一边掌握好行动的大好时机，这便是谨慎的行动。

### 8. 休息不是工作的结束，而是一种转换工作的方式

我们一谈到休息，便与懒懒散散，终日卧床不起的状态联系起来。其实，我们应该通过工作的变换来获得休息。例如，看书、查资料累了，可以清洁、收拾房间，以这种方式改变情绪，以此达到休息的目的，用这种方法，在一天中可以做很多事。

### 9. 无意义的言谈只能使行动迟缓，增加朋友的烦恼

无意义的言谈是把没有用的话无休止地说给对方听。这种无意义的言谈虽然能使自己得到一时的宽慰，但是说得越多，就使自己变得越糟糕，特别是关于症状的无意义的谈话。一旦注意力集中在症状上后，不仅会使自身症状更加严重，还会使听者产生不愉快感，使他们对你敬而远之。

杜绝无意义的言谈——只要能做到这一点，我们就能成长，意志也会变得坚强起来。而且，它也能成为从症状的束缚中解脱出来的契机。

### 10. 理想是将崇高的目标细节化，是在小的成功的基础上积累起来的

我们是理想主义者。我们要重视这一点，发挥这一特征的积极作用是很重要的。为了发挥这一特征，不要埋没在日常生活和现实中，要树立远大的理想。但是，要实现理想，日常生活的每一步努力、每一个实践都是很重要的。实践的目标从身边容易做的事开始，制定一个较高的目标，尽量避免失败的重复。随着不断的努力和成功的积累，慢慢地朝向目标接近的同时，也会增强自己的勇气和自信。

**11. 当行动是生产性、建设性和奉献性的行为时，这对自我及他人都是有利的**

当患者正在为神经症烦恼时，正处于"自我中心"状态。"自我中心"状态下的行动总是行不通的。实际上他们大都一方面在"自我中心"地行事，一方面并不认为自己有"自我中心"的行为。要想打破这个"自我中心"，就要将自己的症状放在一边，多从别人的立场出发，多为别人着想。

**12. 应该不断地赋予行动创造性**

森田说："行动应该是来自心灵的愿望，是一件郑重的事。"我们重视自己的每一个行动，便是尊重自己的生命。生命的价值在于行动，然而对每个人而言，采取完全同样的行动是不可能的。如果说人们的创造性来自行动，那么我们必须对自己的行动负责。而且，人们在创造性行动的同时，能品尝到酸甜苦辣，丰富自己的人生。

## 七、关于顺其自然

顺其自然是森田理论的根本，是一个重要的概念。它不是探求宗教的神圣境地，这里所说顺其自然是以实践为中心，是实际的顺其自然的理论。顺其自然的本意是学习只有通过实践才能体会到的东西。

### （一）何谓顺其自然？

顺其自然有被动和主动两个方面。从高良先生的理论来看，顺其自然的第一个方面——被动的一面，即正视症状及伴随症状的痛苦、焦虑，不是采取抵抗、否定、回避及敷衍这些问题的态度，而是自然地、原封不动地接受它；顺其自然的另一个方面——主动的一面，即一边自然地、原封不动地接受它们，凭着自己本来有的生的欲望建设性地行动（这与单纯的对症状的放弃是不同的），这对症状来说是顺其自然，同时趁着这股"东风"向上发展也是顺其自然。仅仅将注意集中在焦虑中，便不能把目光转向自己本来的欲望上去，建设性地行动就成为一种不可能的事了。在充分认识到"焦虑背后一定有欲望"后再行动，这是森田疗法的关键，是顺其自然的根本。

顺其自然以主动的一面为主，随着好的实践自然而然地使被动的一面消失。顺其自然并非单纯地忍耐，在症状存在的同时，做日常生活中应做的事，进行应有的行动，一点一点地积累，这是顺其自然的关键。

### （二）从情绪本位主义到目的本位主义

**1.何谓情绪本位主义？**

这是一种与顺其自然相反的态度。这种态度只把情绪、症状作为问题，与症状恶化直接相关。在这种负性实践中使现实生活倒退。例如，以不喜欢在人面前说话为理由，一直回避各种会议，这样一来，越来越不能出头露面，在别人面前会越来越感到恐怖，最后连自己的基本生活也会受到影响。在这里要认识到，症状的不协调感（情绪）是非常重要的因素。

**2.何谓目的本位主义？**

这是一种顺从事物的发展规律，为了达到目的而采取行动的态度。顺其自然是其实践的关键。这里要注意：实践是有目的的，并非是为了治好症状；制定行动方针、评价行动准则时，不能随症状、情绪来定。例如：即使是对在众人面前说话感到害怕，但想到会议的必要性，需要参加的一定会去；被指名要求发言时，即使是战战兢兢地，也要上台去讲几句。这才是目的本位的态度。

**3.正确认识现实中存在的东西、重要的应该做的事**

不要把症状看作一件"中心事"，而应该从自己所处的现实出发，做真正应该做的事。如不应该去想用什么办法逃避会议，而应主动地去考虑参加会议的重要性。

**4.只要注重现实，便能解除束缚**

如在出席会议时，不要把注意力放在发言时颤抖的声音上，而应将自己的注意力转向发言的成功，以及得到了迄今为止因缺席会议而没有获得的信息上。

**5.通过"理论—生活实践—经验—总结—理论"来提高认识和行动**

将在每个单元学到的理论知识应用到实践中去，当能自我体验这种经验后，再回过头来用理论加深认识。这种反复看上去很单调，但在不知不觉的过程中自己能够得到很大的提高。例如，关于顺其自然，高良武久博士曾讲过一个有名的高台跳水的例子：

从高台上往水里跳的时候，一般人都会产生恐怖心理。因为恐怖而不敢跳，这是失败的态度。作为神经症患者的态度，他们从观念上就希望恐怖心理不要出现，然而当恐怖心理出现后，他们便期待等这种心理消失以后再跳。而顺其自然的态度是，接受这种必然会发生的恐怖，即便是心惊胆战，也顺应自己想跳水的欲望去完成这个行为。

## 八、"治愈"指什么？

即使一直坚持在生活发现会里学习森田理论，我们也常会产生疑问，真的会治好吗？这里，我们对森田理论"治愈"这个概念存在着某种误解。

### （一）在森田疗法中，"治愈"是指什么？

"治愈"并非是指症状（焦虑、恐怖、异样感）的消失，而是纠正把这些看做是异物的认识，体现顺其自然的一种状态。

### （二）神经症的治愈过程

当神经症患者独自烦恼时，常常感觉只有自己一个人为这种事在烦恼，在孤独中自我烦恼，所以一直持续在一种闷闷不乐、连该不该去医院自己都不知道的状态下。

#### 1. 共感期

读一点森田理论的书，参加一次座谈会，从那里可以知道神经症的苦恼并非只有自己才有，很多人都有同样的烦恼。从这里能得到安心感、共感（最初会产生别人的烦恼比自己的轻，自己是最痛苦的感觉）。这是学森田疗法中第一步，被称为共感期。多听听他人分享的心得慢慢地便能理解别人的烦恼了。例如，对人恐怖症患者对在人前发窘、面红感到是非常耻辱的，为此烦恼不已；焦虑神经症患者会突然心跳不已，有一种马上就要死的焦虑袭来，痛苦不堪。二者虽然症状表现不同，但本质上是一样的（好像最初别人的症状会传染过来似的，但因为本质上的一致性，慢慢地也就习惯了）。

在听别人分享的过程中，便能知道有很多先辈与自己同样有着神经症的烦恼并克服了它，自己不也可以通过学习森田理论重新站起来吗？这样可以看到治愈的希望。这是从神经症中重新站起来的契机。然后，慢慢地削弱劣等感的差别观（因为有令人烦恼的症状，所以比别人差一等，这是一种从优劣上去判断与别人的差别的态度），以及对部分弱点的绝对化的看法（对谁都会有的在陌生人面前脸红、心跳不已的正常生理、心理现象却被看作不应该有的致命的弱点的一种态度）。

### 2. 被动顺其自然期

在学习森田疗法中最初要接触的要领是顺其自然，它教我们自然地接受焦虑、恐怖症状，做应该做的事。然而一旦开始实践后，感觉理解容易但做起来难。虽然按照自然规律接受焦虑，积极地做了该做的事，但有时仍想逃避。即使有时成功了，但也累得不行。这时便会对这些成果表示怀疑，会出现停顿。在这时，即使是半信半疑也好，除了按森田先生说的，按先辈们的忠告去做以外，没有更好的办法了。这是实践的第一步。

实践的要点是要突破恐怖。准备用顺其自然的态度去行动时，谁都有必经的关口，即使能理解这点，但可能在实际中做不到，因此往往会采取逃避的态度，这是不足取的。不论怎么样，最重要的是从身边的事情开始实践，例如叠被子、做清洁、擦鞋、洗衣服、割草及擦玻璃窗等。像这样，在小的实践中反反复地做，不断积累，得以进步。即使中途逃避了，仍可从这里再开始。总之，从小事开始反复地做，突破恐怖。除了实践的积累，别无他路。

### 3. 能动顺其自然期

到了这一阶段，集中于症状、烦恼的注意力会一点一点地减少，而朝向该做的方向去行动。伴随这个变化，在痛苦之中也能看到达到的目的及行动的成果。因为痛苦会有多次挫折的出现，然而不要焦躁、灰心，要坚持不懈地行动，这是非常重要的。即使是进三步退两步，这也是很正常的（另一步确实是进步了）。

从共感期到被动顺其自然期，再到能动顺其自然期，呈一种弧线式前进（并非直线，弧形才是自然的）。

在这一期，症状出现也不会惊慌，可以很冷静地观察、思考，接着也就不再把注意力放在症状上了。

### 4. 陶冶期

神经症是一生（生活意义）的问题，并非马上就能解决的问题。这一期的主要任务是克服症状发生的脆弱性。陶冶期是指在实际生活进步的同时，使神经症好的一面开花结果的时期。然而，这一期是没有终结的。

以上的四个阶段并非按顺序依次进行的，因为这是在日常生活中一边经历痛苦，一边通过实践锻炼自己，从而树立自己站在别人的立场上去看问题的方法及行动的过程。总之，尽自己的力量，做对人有用、与人方便的事情，结果会对自己有利。学习—实践—总结，在这个不断反复的过程中，每天努力朝着目标前进。这是打破脆弱性的中心环节。

## 九、总　结

迄今为止，我们在各章节学到的东西，就像在学校里学的课程一样，不能只是单纯地记在头脑里，而是要将学到的东西用于实践，要将实践经验总结出来，观察自我心身状况是怎样融于现实中的。通过反复的学习—实践—总结，将学到的东西与自己融为一体。在此，我们将学习针对症状进行科学总结的基本方法。

**1. 在神经症的基础上形成的人格，对事物的错误认识在哪里？**

A先生坚信自己作为职员，在能力、人际关系、兴趣及所有一切的评价上都应是满分。不管开会，还是休息、闲谈的时候，都不能有轻率举动，一定要有绅士风度。可是所有的事情都能得满分的人是没有的。无论谁都有说话时紧张的时候。A先生就这样在错误认识的基础上，设计了一套不这样不行的枷锁给自己戴上了。

**2. 因为对人性的认识错误，使其努力方向也错了？**

A先生回到家里，对今天会议的失败感到非常沮丧。觉得在会议上这也该说，那也该说，但他没有说，为此他后悔不已，于是劣等感增强。在公司里与别人的目光相遇，再在会议上发言时就变得害怕起来，于是就迟到，与人见面不打招呼，工作变得消极起来；开始回避公司的远游、工作中的社交活动。让妻子担心，不和儿女玩耍，家庭气氛沉闷；不和朋友来往，不回朋友的信。

按A先生的想法，一切都应是完美的，而事实却不是那么完美，所以总是后悔。随着自己对完美的不满足感，在日常生活中，行动消极、逃避、工作成绩上不去，劣等感越来越强。

**3. 为了达到目的，眼前的实践目标是什么？实践措施又是什么？**

A先生的措施是：不要迟到，为此算好时间，提前15分钟到工作地点；早晨主动和人打招呼；为了应付晋升考试，每天用 1 小时学习一些相关的知识；做好会前准备，必要时，即使是紧张也要发言；休息时尽量与孩子们一起玩耍。

我们总是把症状作为实现自己欲望的障碍，所以想除去它。然而让症状这个障碍物顺其自然地存在，我们仍去实现我们本来的欲望，症状便会自然地远离我们而去。为了实现我们本来的欲望，我们需要设定实践的目标，要制定每天的实践措施去达到这个目标。随着我们自己的行动，亲身体验症状存在的同时，我们仍能很好地行动。

（1）制定实践措施的方法

为了治愈症状而采取的行动，反而会使症状固定下来。应该从本人所处的角度和各种关系出发（工作单位、学校、家庭等）去考虑。而且尽量不要单纯地只考虑工作，家庭、健康、自己的修养等也都考虑进去。

实践措施尽量要具体，一旦抽象化后，其结果便是什么也不做。例如，定个早起的规矩会觉得茫然，规定早晨六点半起床会感觉容易实现。制定与人友好相处的目标不如主动跟人打招呼的目标更具体。

制定好的实践措施，要花功夫去实现，对实践措施感到有点吃力，这个难易程度就比较合适。这样做能拓展自己的能力，扩大自己的生活面。切忌不能过难，否则要么失败，要么做不到，这样会有挫折感，反而有副作用。

（2）实践措施的实施要点

•一定要把行动这件事放在心上，即使存在不愿意的情绪也得行动。

•不要把完美主义带进实践中来。不要因为没把握就放弃，要把目光放在成功的基点上，在这个基础上坚持做下去，这是非常重要的。

•一个月检查一次实践结果。如果没有做到，不要归咎于症状。仔细考虑为什么没有做到，是否措施不得当或是方向有偏差。

•当重新评价措施时，如果措施不得当，那么重新制定一个切实可行的措施。如果已经成了习惯性的，就换一个新的方式去挑战。这样坚持做下去，就会发现与过去相比有很大的变化。

•以前是通过症状在认识自己。现在，在实践的过程中，就会慢慢地看到自己在现实生活中是怎样一步一步地进步了。

### 4. 治愈发生在哪个阶段?

A 先生的治愈发生在从共感期到被动顺其自然期的入口处。在这里并非指衡量治愈的程度,而是为明确自己的努力目标。A 先生不愿承认自己的软弱,想变坚强,结果没做到而走上逃避之路,而且把这些归于症状。而一旦他意识到并非只有他有烦恼时,他就不再逃避,于是便得到了力量。由此,得到了上述的治疗结果。

神经症患者对自己的评价比客观情况要低。虽说在 A 先生的例子里也能看到这一现象,但他坚持不断地参加探讨会,热心地为新会员服务,在公司里取得的成绩也得到认可,这种建设性的生活给他带来了欢乐。

神经症患者的治愈是一个千方百计摆脱心灵束缚,争取无忧无虑、自由自在生存的过程。尽管在人生的各个阶段会出现某种被束缚的状态,如受学校的纪律、单位规章制度及国家法律的约束,这是不可避免的;但只要用森田理论去指导自己的行动,就不会感到被束缚了,这是先辈已经用事实证明了的。当一个人一旦从被束缚状态下解放出来,身心会轻松愉快,生活会更有意义、更丰富多彩。由此可见,森田理论是神经症患者自我解放、自我完善的精神武器。

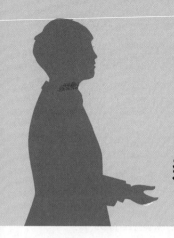

# 第十八章
# 森田疗法的学习体会

    日本和中国的许多神经症患者通过学习森田疗法的理论，接受森田疗法的治疗，从中获益匪浅。他们将自己的经验和体会写出来，与后辈和他人共享，这对新患者有很大的启示作用。通过帮助其他人，患者自己也体会到成就感、幸福感，巩固了治疗效果。以下是几篇日本和中国患者的学习感受，供大家参考。

## 一、克服对人恐怖症的体验

    在过去的生活中，我曾因对人恐怖症而苦恼，每天考虑的都是在与人打交道时自己脸红不红，害怕注视别人的视线，害怕别人的想法，这成了自己的一件心事。于是，作为家庭主妇的我，在上街买东西、与人聊天、和人一起吃饭、坐车等与人接触的所有场合，都对人有恐怖感。严重的时候，即使一个人在家里，或一个人在路上走着的时候，都感到恐怖。

    当时，为什么会有这样的苦恼，连自己也弄不明白，想使自己平静下来，想改变性格使自己坚强起来，然而，越是想这么做，越是增加自己的不安。终于，我感到控制不住自己了，为自己是否正常而痛苦不堪。我当时想，如果一直这样下去后果不堪设想，不管怎么样，要治好它。为此我读过能使自己性格变坚强的书，接受过催眠疗法，到医院接受过治疗，等等。

    1976年，读了《森田疗法入门》一书，并加入了生活发现会，接着出席每月一次的集体座谈会，同时也参加了三个月的学习会。在学习会上，我找到了自己苦恼的根源，明白了神经症的发生机制，被束缚及在此基础上症状被固定下来的机制。

到目前为止，并没有解决对人恐怖症的问题，但是生活方式却发生了180°大转变。简单地说，不是为了治疗症状，而是每天着眼于从事最低限度的应该做的事。在这种目的本位的生活中，有症状也好，无症状也好，应该做的事也就能做了。对于我来说，出席每月的集体座谈会也是一个发现自我的好机会。价值观狭窄、生活态度偏颇的神经症，教给了我不少东西。此外，长时间让我担任发现会的各种职务，通过这样的工作，我弄清了人际关系及社会的构成，养成了从社会角度去看问题。与此同时，一种来自康复会员们共同产生的喜悦，使我感到学习活动极大地丰富了我的人生。在此，对引导我走到这步来的医生们、前辈们、好朋友们表示真诚的感谢。

日本生活发现会理事室　元武子

## 二、克服疾病恐怖的经验

幼儿时期我在过于溺爱的环境中长大，9岁时患了肋膜炎，加上这时候父亲去世，面对环境的突然变化，我在惶恐不安中成长起来。

结婚之后生了两个小孩，那时候考虑的是"在孩子没有成人时绝对不能死"。可是，当次子的养育总是不再需要过多费心的时候，我却开始陷入了疾病恐怖，为了逃避它，我尽量把时间花在与疾病无关的生活上。由于精神交互作用的关系，越这样做，疾病恐怖越严重。对于这一点，自己也很清楚地知道。于是在与疾病无关的生活上下功夫，在改变自己的操心、焦虑的性格方面也做了不少努力。

1972年，我在《朝日新闻》上了解到森田疗法与生活发现会，于是在1976年1月加入了该会。在入会前四年的徘徊中，自己一个人怎么样努力也解决不了问题。入会以来，首先感觉到与能理解我的好朋友在一起会很安心，所以和朋友们一起发起了地区性集体座谈会，使大家产生朋友意识、集体意识，亲身体验其好处。有幸的是，结识了好友河野基树先生，他给了我不少帮助。集体座谈会是每月一次，反反复复学习森田理论，将其理论应用到自己的实际生活中，例如：在日常生活中加深对森田疗法中感情和行动机制、情绪本位和目的本位、精神交互作用和拮抗作用等理论

123

的认识、理解，从而认识到在疾病恐怖的背后，有一种欲望，即想走一条既能顺应社会，又能被承认的生活道路，于是我照着自己本来的愿望循序渐进地将生活范围拓宽。入会时我还是专职的家庭主妇，10年后，富有生活气息的感情比重增加了。16年后，我已成为和服穿法的职业能手了。我从森田疗法中学了很多东西，特别是养成了协调自我与社会关系的习惯，并认识到人生是一个有种种分歧点的连续过程。在这个分歧点上，我用森田疗法的思想去对付它，感谢的情绪和畏惧的情绪流露得很自然了。今后也想与好朋友们在一起，在不断学习森田疗法的过程中完善自己的人生。

生活发现会会员　赖田须加子

## 三、用森田疗法内省治疗心肌炎的体验

非常庆幸在人生的最困难时刻，森田疗法理论给了我战胜自我的力量，成功地克服了疾病带来的烦恼，使我对自身进行了深刻的反省，认识到自己的许多缺点，变得开朗豁达起来。下面是我发表于中国第三届森田疗法学术交流会上的一篇论文，真实地描述了我学习森田疗法的感受。

我是一名大学教师。1993年4月，在读硕士研究生期间，有幸认识了冈本常男先生和大原健士郎教授一行，并初次接触到他们介绍的森田疗法。当时，我为冈本常男先生的精神而感动。冈本常男先生捐出自己的钱，建立心理健康纪念财团，亲自到全世界各地宣传和推广森田疗法，非常了不起。当时我因不懂日语，也从未曾涉及过心理治疗，故对森田疗法没有深刻的认识。

硕士毕业后，我留在心理学教研室，开始独立从事教学科研工作。因为从基层单位考上来，我感觉底子差、脑子笨、有自卑心理，害怕落后，想努力赶超，整天处于紧张状态。1996年9月，我以全系第一名的优异成绩考上了博士研究生。我的博士课题是关于空降兵跳伞应激生理心理反应方面的研究。1996年12月，在距离学校1000千米以外的部队调查新入伍伞兵的资料时，因寒冷、疲劳和感冒，觉得胸闷气短，当时并未在意，1周后逐渐加重，1997年1月回校去门诊检查，心电图检查为频发室性早搏二联律伴短阵室性心动过速，被诊断为心肌炎，入院治疗。由于自己是学医出身，对心肌炎的后果非常清楚，感到随时可能猝死，非常紧张和压

抑。住院后，我每天接受 6 个小时的输液治疗，躺在床上胡思乱想：自己还这么年轻，刚满 30 岁，前途就完了；女儿刚两岁，她即将失去父亲，这个家也完了。这样越想越恐怖。爱人每天给我做营养丰富的食物，加上我整天不活动，入院 1 个月，体重增加了 14 斤，下床活动更加心慌气短，体力不支。经过两个多月的治疗，症状虽有所减轻，但出院后每天须服药 12 片，仍频发室性早搏，24 小时动态心电图检查显示夜间仍有短阵室性心动过速。医生嘱咐不能饮酒、吸烟，全休 3 个月。我的心情变得更加忧郁，这样下去我真的完了。在事业上，我将面临不能完成博士课题而退学的问题；在家里，不能干体力活，像个废物。整天在这种情绪下，自己活得很苦，让家人跟着受累。经过一番激烈的思想斗争，我想，我必须改变自己。就在这关键时刻，我无意中发现了冈本常男先生送给我的一本书——《克制自我的生活态度》，随即认真阅读了它，心中感到从未有过的惊喜。我发现自己的性格特征与书中描写的森田神经质的个性特点极其相似。我出生于大别山区一个贫困家庭，姊妹很多，很少得到父母的关怀，自小养成内向性格，自卑，但内心有一股强烈的上进心，不愿被别人瞧不起，想得到别人的表扬和重视。而且病前的一段时间常常烦恼、失眠、头痛，觉得自己身体有病，预感有一天会突然死去。我现在整天胡思乱想不就是强迫性思维，疾病恐怖吗？我的心肌炎肯定与性格特点有关，敏感多疑，积极上进，长期处于紧张状态，疲劳，抵抗力下降，患感冒以致发展到心肌炎。我意识到，现在对我来讲，可怕的不是心肌炎，而是自己这种恐惧死亡的强迫观念和抑郁情绪，使自己陷入不幸之境地。

我决定改变自己，用森田疗法进行自我治疗。首先，仔细研读有关森田疗法方面的书籍，并开始自学日语，慢慢阅读一些关于森田疗法方面的日语资料，以求掌握森田理论的精髓。其次，按森田疗法中的"顺其自然，为所当为""外表自然，内心健康"理论，深刻反省自己，觉得心中豁然开朗。"顺其自然，为所当为"就是要平静接受已发生的一切事实，仍然做应该做的事，使自己的每一天非常充实地度过；"外表自然，内心健康"即像健康人一样去行动，其情绪自然而然地变成健康的情绪。多么富有哲理的理论！中国古代哲人早就说过"生死有命，富贵在天"，何必杞人忧天呢？这和森田疗法的观点不是类同的吗？生死的问题不是自己所能决定的，想那么多有什么用呢？反正活一天就少一天，不如过好每一天。正如森田教授所讲的"日日是好日，日新日又新"，我们应该用工作和学习来充实每一日，忘掉已经发生的不幸，自己打断精神交互作用，使自己从内心纠葛的困扰中解脱出来，退一步海阔天空。

接下来便制定计划，改变自己的生活规律。①每天坚持学习日文，力争早日达到熟练阅读日语原始文献资料的能力；②每天早晨 6 点起床，慢跑锻炼，结合饮食控制，减轻体重，增强体质；③停止服药和病休，像正常人一样上下班，不再把自己看成是病人，难受就随它难受吧！

按以上计划，1 个月后，体重减轻了 12 斤，症状明显好转，两个月后，早搏完全消失了，精神状态极佳。自己对日语的学习由努力变成爱好，最后达到痴迷的程度。在短短的 1 年里，日文水平有了很大的提高，能够熟练阅读日文资料，并将教研室所有关于森田疗法的资料全部悉心研读过，对森田疗法理论有了较深刻的理解。

值得庆幸的是，自己经过不懈努力，通过日本语能力测试（JLPT），获得笹川医学奖学金的资助，于 2001 年 4 月赴日本九州大学，在日本森田疗法学会理事长田代信维教授的指导下学习 1 年，实现了我多年的夙愿。

中国正处于改革开放、经济转轨的关键时期，各行各业竞争愈来愈激烈，许多人经受着失业、贫困、体制不健全、人际关系紧张、信仰危机等诸多因素的困扰，一些人患上了心理障碍、神经症和心身疾病，像森田疗法这样有着东方文化背景的独特心理疗法，将在 21 世纪发挥越来越重要的作用。衷心感谢冈本常男先生对森田疗法的推广，我将不懈地发扬森田疗法，为更多的中国人造福。

施旺红

## 四、森田疗法的学习体会

回忆起来，整个高中时代，除一两次偶尔失误以外，我的学习成绩都还不错。到了高三下学期，渐渐有了许多奇怪的感觉：总觉得自己做事不尽如人意，水龙头明明关着，却总觉得它还在滴水，一连关了好几次，还是控制不了自己的那种感觉。进入大学后，由于学习成绩处于倒数几名，心里很压抑，对世界充满了恐怖感，总觉得有一种莫名的危险向我靠近，感到孤独、无助、茫然不知所措，身体状况也越来越差。严重的时候，胃肠功能紊乱，呕吐、恶心，睡眠质量不好，白天精神恍惚，脾气暴躁，人际关系紧张，缺乏自信。在学习上对自己要求苛刻，产生负罪感，甚至有活着没意思，不如死了的可怕念头。

有幸在心理咨询时遇到了施旺红教授，得到了他耐心的指导，并细致地读了他主编的《战胜自己——顺其自然的森田疗法》，精神上有一种豁然开朗的感觉，认识上很受启发，明白了我当时所体验的各种神经症症状与所谓的精神交互作用有关。注意力集中—感觉过敏—意识狭窄—注意力集中，在此恶性循环过程中产生一系列精神躯体症状。了解了一系列打破精神交互作用的技巧，懂得了应当努力使自己具有"纯洁的心"和"素直的心"，不做完美主义者，认清精神活动的规律，接受自身可能出现的各种症状，一方面对症状采取顺其自然的态度，另一方面带着症状去做应该做的事。

现在，我觉得自己的神经症症状虽然还没有完全消除，但已基本上纠正了对症状的错误认识。虽然思想上也有忧虑、烦恼、失落感，但能从社会的角度去考虑问题，已不再为症状所恐惧，能安然接受，学习也逐渐安排得有条理起来，成绩有了初步的提高。每过一段时间，能主动给父母送去问候，社会责任感增强，有上进心，在宿舍内能积极地干好值班工作，人际关系也有改善。对引导我走到这一步的老师，尤其是施教授，还有同学及好友，我表示衷心的感谢。

某大学一年级学生　李栋

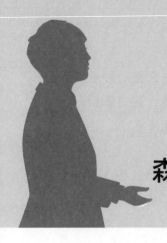

# 第十九章
# 森田疗法在中国的发展

最早在中国介绍森田疗法的是森田先生的高足高良武久先生。1957年，时任东京慈惠会医科大学教授的高良武久先生访问中国，在北京和上海做了关于森田疗法的学术报告，由于当时的社会环境比较特殊，学术界对森田疗法不够重视，更谈不上实施森田疗法。

1981年，钟友彬先生在《国外医学：精神医学分册》里发表了关于森田疗法的论文，其后，关于森田疗法的论文逐渐多起来。1990年，以日本精神卫生冈本纪念财团理事长冈本常男先生为团长的日本森田疗法代表团访问了中国，成员有浜松医科大学大原健士郎教授、生活发现会会长长谷川洋等知名人士及许多生活发现会的会员。同时，中国心理卫生协会专门举行了演讲会，大原健士郎教授做了题为"森田疗法的历史及其理论"的报告，详细介绍了森田疗法的理论及发展。另外，生活发现会会员也以自己的亲身经历介绍了学习森田疗法后克服神经症的经验体会。参加演讲会的中国医生、心理学工作者受到了很大的鼓励。其后，森田疗法在中国才有了真正的发展。

## 一、冈本常男与中国的森田疗法

中国森田疗法的发展与冈本常男先生的支持是分不开的。1990年开始，在冈本先生的援助下，中国的康成俊、仇一夫、刘建成、崔玉华、郄凤卿、李合群、李振涛等医生赴日本学习，回国后成为宣传推广森田疗法的主要力量。另外，为了加深中国学者对森田疗法的理解，冈本先生又邀请了中国心理卫生协会理事长陈学诗教授、秘书长温泉润教授、沈渔邨教授、张培琰教授等参观了浜松医科大学、慈惠会医科大学、三圣院、高良兴生院、生活发现会等单位。其后，中国卫生部（现为卫健委）原部长陈敏章先生二度接见了冈本先生，高度评价了森田疗法作为精神疗法的治疗效果。

冈本先生作为森田疗法的受益者，通过自己的亲身体验，认为森田疗法的书籍有着非常重要的启示作用，决定将许多日本森田疗法的书籍翻译成中文发表。1990年以来，以中文形式出版的书籍有《神经质的实质与治疗——精神生活的康复》《森田心理疗法实践》《森田疗法与新森田疗法》《克制自我的生活态度》《顺应自然的生存哲学》《森田式心理咨询——处理心理危机的生活智慧》《焦虑不安与自我调节》《行动转变性格——森田式精神健康法》《儿童教育的探讨》。这些书籍是中国的临床医生学习森田疗法的重要参考资料，同时也对神经症患者有重要的帮助作用。

## 二、传统森田疗法在中国的实施情况

中国从1990年开始实施森田疗法。首先，在天津医学院（现天津医科大学）、北京回龙观医院、西安市精神卫生中心、山东地区精神病院及河北省、江苏省等地的医院开展。截至20世纪末，全国约60余所医疗机构开展了森田疗法，其中30余所为门诊治疗，部分医疗机构见表19.1。

表 19.1　中国森田疗法实施情况

| 医疗机构名称 | 方式 |
| --- | --- |
| 北京医科大学精神卫生研究所（现为北京大学精神卫生研究所） | 门诊、入院 |
| 首都医科大学附属北京安定医院 | 入院 |
| 北京回龙观医院 | 门诊 |
| 北京同仁医院 | 入院 |
| 上海市精神卫生中心 | 入院 |
| 天津医科大学总医院 | 门诊、入院 |
| 天津市心理卫生专科医院 | 门诊、入院 |
| 中国医科大学心理卫生医院 | 入院 |
| 西安市精神卫生中心 | 入院 |
| 大连市西山医院（现为大连市第七人民医院） | 入院 |

| 机关名称 | 方式 |
|---|---|
| 庐山心理卫生专科医院 | 入院 |
| 苏州市广济医院 | 门诊、入院 |
| 石家庄市第三医院 | 门诊、入院 |
| 开滦精神卫生中心 | 入院 |
| 淄博市精神卫生中心 | 门诊、入院 |
| 武汉市精神卫生中心 | 入院 |
| 湖南医科大学精神卫生研究所 | 门诊 |
| 江苏省荣军医院 | 门诊 |
| 云南省精神病医院 | 入院 |
| 中国人民解放军第二五四医院 | 入院 |
| 青岛市第七人民医院 | 门诊 |
| 河南省南阳市第四人民医院（南阳市精神卫生中心） | 门诊 |
| 天津市心理健康俱乐部 | 集团互助 |
| 哈尔滨心理健康指导学校（现为曲伟杰心理学校） | 集团训练 |
| 北京大学临床心理中心 | 门诊 |
| 广西那马精神病院 | 入院 |
| 江苏省镇江市第四人民医院 | 门诊 |
| 四川省成都市第四人民医院 | 门诊 |
| 黑龙江省中医研究院 | 入院 |
| 浙江省精神卫生研究院（现为浙江省立同德医院） | 门诊 |

根据调查，每个医院实际从事森田疗法的医生只有1~2人，护士1~15人，入院治疗效果为：中等程度改善率约为90%，门诊治疗的改善率为70%左右。显示森田疗法有很好的治疗作用。在中国，用森田疗法治疗的神经症种类有多种，主要包括强迫性神经症、对人恐怖症、焦虑性神经症、普通神经症，现在各医院正在努力扩大其适应证，如抑郁症、精神分裂症、各种人格障碍及歇斯底里等。各个医院在实施森田疗法的同时，常常合用其他疗法，如认知疗法、行动疗法、精神分析及药物疗法。遗憾的是，由于生活节奏加快，以上医院传统的住院森田疗法，在21世纪的

今天，除了淄博、南宁的医院还在坚持，大多数都停止了。代替它的形式主要是门诊森田疗法、网络森田疗法及各种读书会、集团交流形式。

## 三、森田疗法适应证的扩大及技术的修正

森田疗法是以东方传统文化为基石的一种精神疗法，其中，森田理论的许多术语与中国古代的哲学家老子、庄子的观点相似，又与禅宗的哲理相通。森田疗法理论容易为中国人所理解和接受，必将越来越广泛地被推广应用。但是，正如大原教授所说的那样，森田疗法是在不断发展的。随着社会的进步，人类的生活方式正在发生着巨大的变化，人类的世界观、人生观、幸福观都在不断发展。笔者认为，森田疗法也应顺其自然，不能拘泥于任何形式，心随万境转，只要能让人理解烦恼是人生的组成部分，接受它，重视行动，如说教、读书、卧床、劳动、游戏、娱乐、交流、对比、反省等任何方法都应被认为是森田疗法。由于各个国家、各个民族的文化差异，我们应结合各种文化风俗特点，发展各种各样形式的森田疗法，这是弘扬森田疗法的关键。

森田疗法最初用于治疗诸如强迫症、社交恐怖症、广场恐怖症、疑病症、惊恐发作和广泛性焦虑症等神经症。然而，近年来，森田疗法已经被用于治疗神经症以外的其他精神障碍。

### （一）森田疗法适应证的扩大

#### 1. 强迫行为

在过去几年里，强迫症的药物治疗已经日益普及，要求入院进行森田治疗的患者往往具有重症及难治性的特点，而在这些案例中，患者常常存在着相当明显的强迫行为。就这些案例的治疗而言，治疗师不应受森田疗法之原则的约束，灵活运用"策略性地忽视症状"这一技术，同时，给患者一些具体建议使其摆脱强迫行为。

#### 2. 退　缩

在森田疗法的临床设置中，对那些已进入长期退缩的患者所进行的观察频度应有所增加。对此，东京慈惠会医科大学中村敬建议采取下列步骤分阶段引导。第一步是怀着共情对这些患者的自我实现（生的欲望）之愿

望进行探寻，就好比玩电视游戏那样尝试性引导愿望变成行动，同时，接受退缩。接着是试图将这种欲望转化成行动，这可以从熟悉或是容易做的事开始着手。在许多案例中，随着生活范围的扩展，患者开始重新认识与他人在一起的焦虑和恐惧如何干扰其行为。因此，当患者意识到自我实现欲望和对他人的恐惧就像是一枚硬币的两面时，患者通常通过退缩来避免这种冲突，久而久之，这种退缩在患者的自我行为中逐步得到稳固。当患者到达这个阶段，也可采用住院森田疗法。进一步而言，在接受焦虑的同时开始实际行动以后，下一阶段的治疗目标是找到一种认同，即使其成为他们自己。

### 3. 抑郁症和心境恶劣

长期以来，住院森田疗法已经被运用并且证明对于治疗长期抑郁是有效的。中村敬认为当从养生的角度理解抑郁症好转过程时，"顺其自然"（某人能够成为真实的自己）这一概念应该成为治疗的基本导向。以"顺其自然"为基础的康复过程始于能够接受自己是一个病人的事实。在逐步走向痊愈的过程中，休息逐步被活动所替代，其目的在于执行"生的欲望"，而不是强迫自己，促进身体和心理功能健康。必须指出，森田疗法用于治疗抑郁症患者时，其着眼点与神经症是不同的。举例而言，诸如"为所当为，顺其自然"等在森田疗法中经常被采用的建议，不应被盲目地使用。不是盲目催促患者采取行动，而是需要建议患者接受自己目前的疾病及在适当的情形下控制自己的行为。

### 4. 人格障碍

入院进行森田治疗的患者中具有人格障碍的患者数量可能远多于我们传统观念中所认为的。特别是自恋性人格障碍多见于强迫或抑郁症状的患者，而这常常会干扰治疗进程。所以需要对森田疗法的技术进行修正。

### （二）技术修正的要点

#### 1. 对"不问"（对症状的策略性去注意）的重新思索

"不问"作为森田治疗师的基本态度，是有效克服患者执着于症状的法门。然而，在我们当今所面对的患者中往往很容易发现，患者缺乏对内心感觉体验的敏感性，而是更倾向于在陷入焦虑前就躯体化或付诸行动。为了使这些患者对自己的真实情感有所意识，让他们倾听在症状背后所隐藏的感觉，以及鼓励用语言来表达是必不可少的。特别是对那些自恋性或是边缘性人格障碍的患者，当他们不仅受困于焦虑和恐惧，还承受着冲动性爆发的愤怒和空虚感时，应用"策略性去注意"原则就显得不合适了。在接受这些情绪的同时，治疗师还需要与其共同思考怎样面对自己的这些情绪。

### 2. 行为指导

对于那些存在着明显强迫行为，以及包括反复进食和呕吐在内的行为障碍患者，需要鼓励其将这类行为转化成建设性的行为，并且具体指导他们如何克服反复的冲动性行为。一个典型的例子是建议通过"深呼吸"来应对强迫行为。关于退缩患者的回避和抑郁患者的抑制行为，治疗师应该避免一开始即设定雄心勃勃的目标，而应该指导患者立即从事当前能达到的小目标任务。

### 3. 与其他治疗形式相结合

除了患者以外，辅导其家庭成员的必要性已经日益显现。除了受患者自身精神世界的影响，他们与家庭成员间互动所造成的恶性循环通常对症状的发展也起着作用。在这些案例中，改变与家庭成员间的关系能够起到有利于患者治疗的作用。

对严重的强迫症及惊恐障碍患者而言，诸如5－羟色胺选择性重摄取抑制剂联合森田疗法已经被广泛运用。因此，对森田治疗师而言，思考药物在治疗中所扮演的角色，以及怎样将其整合到治疗之中就更显得意义重大。

### 4. 对生活方式的评估

当前，不仅是青少年，也包括中年人变得因为不知如何前进而进退两难，即使在症状缓解后也是如此。与此相对应的结果是，在治疗后期，需要多次评估和讨论患者的生活方式。治疗师支持并且观察患者的尝试及失误非常重要。患者就像是一个不知道生活道路在何方而只能茫然伫立原地、不知所措的人。治疗师唯一的工作就是去传达这样一条信息："你所要做的就是挥动铁镐来开辟生活之路。"

## 四、森田疗法在中国的发展现状

在中国，长时期住院显得很困难，而门诊咨询简单易行，集团学习交流也是一种好形式。另外，网上的"发现会"和通俗易懂的资料是最便捷的资源。

在运用森田疗法的过程中，由于形式多样，容易混乱，一些人机械地认为传统的卧床疗法才是真正的森田疗法，加之"顺其自然，为所当为"非常抽象，不容易理解，所以限制了森田疗法的发展。

我一直在思索，什么是真正的森田疗法，在中国推广应用森田疗法的关键是什么？在日本，也有许多人在问同样的问题，我和中村敬先生仔细探讨了这个问题。他认为，森田疗法的精髓是：理解神经症的发病机制。由于诱因导致精神交互作用，在神精质的性格基础上，应通过"顺其自然，为所当为"打断这种恶性循环，使患者达到以下效果：

● 对不安或症状态度的转换。不是努力消灭症状，而是养成和症状和平共处的态度。

● 理解症状的深层是想更好地生存，向上发展。要通过建设性的行动更好地发挥生的欲望。

● 打破被症状束缚的状态，打破精神交互作用，充分发挥自己性格中的优点。

所以，森田疗法不应拘泥于形式。在日本，门诊咨询、生活发现会是常见的形式，另外，日本森田疗法学会在东京和九州定期主办森田疗法培训班，培养森田疗法人才，进行森田疗法医生资格鉴定，出版大量的森田疗法相关书籍、森田疗法学会杂志及生活发现会杂志等通俗易懂的资料，使森田疗法顺应社会的发展。

因此，我个人认为，在中国推广森田疗法，关键是人才、资料及行之有效的方式。

我们有必要培养一批热爱森田疗法的人才，可借鉴日本非常有效的方式——森田疗法培训班。我已经倡导中国森田疗法专业委员会于2007年在山东省淄博市第五人民医院举办了中国首届森田疗法技能培训班，并在陕西省心理咨询师协会举办了3次森田疗法技能培训班。

另外，出版通俗易懂的森田疗法相关读物，开设森田疗法网络论坛，推行森田疗法教育模式都是适合中国国情的行之有效的方法。

## 五、森田疗法相关网站和论坛

目前，网络论坛是推广森田疗法的有效方法，国内影响力较大的网站有以下几个：

### 1. 生活发现会论坛

http://www.shfxh.org/bbs/forum.php

生活发现会论坛是由晓松首先发起，以"发现生活，启迪人生"为主旨，以推广森田人生体验疗法为目的，由热心网友自发组成的一个集体。晓松是北京大学医学博士，是森田人生体验疗法的获益者，他于2000年创立生活发现会网站。2002年，以网站为基础，晓松创立了网络森田交流模式，充分利用互联网便利的优势，使人们在家中就可以与其他森田体验疗法的实践者进行实时交流。自从生活发现会论坛创立以来，已经充分显示了其矫正心理、改变人生的效果，许多人通过将自己的实践与在线交流结合起来而收获感悟。生活发现会成立以来，通过老会员们的摸索与实践，已经积累了大量的经验，读者可以在生活发现会的首页上看到森田疗法的实际体验与总结。此外，读者还可以直接进入论坛——森田人生体验日记板块，将自己的森田体验日记发布到论坛中，请老会员们进行评论，以获得更快的进步。此外，咨询讨论区还提供由老会员主持的心理咨询和人生咨询、各种生活问题分类讨论，森田书籍版块还提供森田书讯、电子版会刊等各种免费服务。准备应用森田人生体验疗法进行自我修养提升的网友可以登录生活发现会的网站参与交流活动，从而改变自我实践的孤寂无助的状态。生活发现会不仅是提供交流体验心得和免费的心理、人生咨询服务的场所，更重要的是它就像你我人生的支柱一样，使我们在共同的精神指引下丰富生活，发掘人生的意义。

### 2. 阳光工程心理互助论坛森田疗法专栏

http://www.sunofus.org/bbs/forum-25-1.html

阳光工程心理互助论坛是以治疗抑郁症为主题的心理学网站，而生活发现会成员则囊括各种神经症，抑郁症只是其中较小的一部分。森田疗法成功应用于抑郁症的临床治疗实践具有划时代的历史性意义，但很遗憾还不为众人所知，甚至在学界还存在着各种激烈争论，质疑、贬斥、否定的声音仍在流行。"斑竹"8849是因机缘巧合接触阳光工程心理互助论坛森田疗法而痊愈、新生的抑郁者，因而积极创办了此专栏。该网站尝试用森田疗法辅助治疗抑郁症，对于更大范围地推广应用森田疗法起到了积极作用。

### 3.施旺红心理专栏

http://www.shfxh.org/bbs/forum-32-1.html

http://www.sunofus.org/bbs/forum-141-1.html

我于2004年1月16日在生活发现会论坛发表了一篇关于森田疗法的论文，随后，被邀请在此论坛开设专栏。2006年，我被邀请在阳光工程心理互助论坛设立专栏。借助这两个平台，我发表了400余篇论文，回复了上万人次的咨询，为推广森田疗的推广略尽绵薄之力，同时也积累了丰富的诊疗经验。

以下是我在生活发现会发表的一篇文章：

首先对晓松表示敬意，为大家开辟了一个学习森田疗法的场所。请允许我做一下自我介绍：本人施旺红，男，1966年生，空军军医大学心理学教研室教授，医学博士。从1997年开始，我对森田疗法产生了浓厚的兴趣，并开始学习日语，阅读了大量的关于森田疗法的日文资料，包括《森田正马全集》。2001年获得笹川医学奖学金，作为第24期笹川生，在日本九州大学精神科，日本森田疗法第三任理事长田代信维教授门下学习对人恐怖症的治疗和森田疗法1年。2004年4月，作为高级访问学者，第13期笹川特别研究员，赴日本东京慈惠会医科大学，在第四任理事长牛岛定信教授门下学习神经症的治疗和森田疗法。近些年，我一直从事森田疗法研究与实践应用方面的工作。下面请允许我谈几点关于森田疗法的见解：

森田疗法是目前中国所有心理疗法中适用性较强的一种心理疗法。它融合了精神分析、认知疗法、行为疗法、作业疗法及中国传统文化中道家、佛学的思想内容。它操作性强，对强迫症、对人恐怖症、焦虑症（尤其是惊恐障碍）、抑郁性神经症、适应性障碍、失眠等多种心理障碍有独特的疗效。如果对森田疗法的理论一无所知，很难成为一个好的心理医生。

森田疗法不是万能的，对器质性的精神障碍、没有反省能力、忍耐性差、生的欲望不强的患者，很难有好的效果。换句话，也就是，对具有典型的森田神经质的患者效果好。

森田疗法的运用有很多的技巧，不能拘泥于任何形式，稍微用不好，病人就产生阻抗。例如：对一个强迫症患者，你告诉他要"忍受痛苦，为所当为"，患者可能会误解你的意思，产生愤怒的情绪，会说："医生，我实在是不能忍受了，我太痛苦了。"不论你用什么方法，要努力让患者领悟到：我的痛苦并不是什么特别的东西，因为自己的过分关注而愈来愈重；如果能主动地做些事，它就会自然地减轻，不管你相信不相信，先试一试。

森田疗法的精髓是：顺其自然，为所当为，目的本位，纯洁的心。这些理论是很抽象、很难理解的，必须身体力行才能真正领悟。我的导师田代信维教授认为，许多心理障碍患者真正的病因是自卑、没有自信心，在社会工作中遇到困难的时候，表现出各种症状。只有树立小的目标、做小事，得到"小"的快乐，在实际工作学习中得到成就感，逐步恢复自信心，才能真正地治愈。最高的境界是完善人格，对待任何事抱有一种宽容的态度。这涉及很多哲学、世界观和信仰问题，是很复杂的。

学习森田疗法的人，需要具备较高的文化素养、较好的耐力、善于思考等前提条件，并有一颗谦虚的心，多和别人交流。森田疗法博大精深，可以说，一辈子也学不完。对医生，对患者，每一次交流都是一次学习。对于那些急功近利的人，很难领悟它；对于那些爱夸大的人、浮躁的人可能没有什么大作用，甚至起反作用。

在中国，生活发现会是一种非常好的推广森田疗法的形式。中国的许多学者对森田疗法有很深的造诣，如北京大学的康成俊教授、清华大学的樊富珉教授、山东的路英智教授、哈尔滨的曲伟杰先生及本站的晓松等学者都在森田疗法的运用和发展方面有自己的特色，希望以后有机会多与这些学者进行交流。

以上是我的一点体会，供大家参考。

施旺红 2004 年 1 月 11 日于西安

## 4. 强迫症援助站（中国）

http://www.ocdcn.com

强迫症患者 Withboy 自学森田疗法后治愈了自己的强迫症，并写下了洋洋洒洒的《重新学会笑——中国式新森田教程》。他为了帮助更多的强迫症患者，建立了此网站。强迫症援助站（中国）郑重申明：将永远坚持公益，拒绝任何商业广告和链接！这里将无偿为患者提供治疗方法与咨询，同时重视与患者的沟通交流和心得体会的分享。所有文章实时更新，分类整理，如果你觉得这里不错，请将强迫症援助站宣（中国）传给需要它的人！

## （小贴士）中国已经公开出版的森田疗法书籍

◆ 《森田疗法与新森田疗法》，大原浩一、大原健士郎，人民卫生出版社。

◆ 《森田心理疗法实践》，高良武久，人民卫生出版社。

◆ 《行动转变性格》，长谷川 洋三，人民卫生出版社。

◆ 《焦虑不安与自我调节》，青木熏久，人民卫生出版社。

◆ 《神经质的实质与治疗》，森田正马，人民卫生出版社。

◆ 《神经衰弱和强迫观念的根治法》，森田正马，人民卫生出版社。

◆ 《森田疗法入门——人生的学问》，田代信维，人民卫生出版社。

◆ 《自觉和领悟之路——奉献给因患神经症而烦恼的人们》，森田正马、水谷启二，复旦大学出版社。

◆ 《森田式心理咨询》，增野 肇，复旦大学出版社。

◆ 《顺应自然的生存哲学》，冈本常南，北京大学出版社。

◆ 《克制自我的生活态度》，冈本常南，北京大学出版社。

◆ 《心灵桑拿——森田疗法心理处方》，大原健士郎，文汇出版社。

◆ 《心灵困境——焦虑与忧郁的解剖》，大原健士郎，文汇出版社。

◆ 《战胜自己——顺其自然的森田疗法》，施旺红，第四军医大学出版社。

◆ 《轻松告别抑郁症——森田养生法》，中村敬、施旺红，第四军医大学出版社。

◆ 《社交恐怖症的森田疗法》，施旺红，第四军医大学出版社。

◆ 《强迫症的森田疗法》，施旺红，第四军医大学出版社。

◆ 《中国森田疗法实践》，施旺红、王晓松，第四军医大学出版社。

## 六、教育模式的森田疗法

曲伟杰心理学校于 1992 年引入森田疗法，根据不同的社会需求加以改进，逐步形成了多种模式的森田心理教育法。经过 30 余年的森田心理教育实践经验的积累，他们摸索出一套中国特色的"森田模式"，为森田疗法的推广应用做出了重要的贡献。下文是曲伟杰心理学校推广森田疗法的经验总结。

### （一）教育模式的森田疗法概况

森田疗法既是一种医疗手段，更是一种人生哲学。对于心理疾病患者，森田疗法能起到亡羊补牢的治疗作用；对于正常人，森田疗法更能起到提高心理素质和社会适应能力、预防心理障碍的发生、正确理解和积极激发生的欲望的教育与训练作用。为此，自首届森田疗法国际研讨会（1992 年，天津）以后，曲伟杰把森田疗法移植到心理学校，改造成为系统的心理教育与训练项目，形成教育模式的森田疗法。该校开展的森田心理教育包括以下 5 种具体形式：

● **森田心理训练班**（详情后述）。

● **个别心理咨询**　运用森田理论帮助来访者解决心理问题。平均每天接待 1~2 人。

● **函授心理指导**　以信函的方式运用森田理论指导外地咨询者。

● **生活发现会**　每月 26 日举办生活发现会，新老学员共同交流学习和实践森田疗法的体会。

● **全程森田心理训练**　如果学员的心理问题相对复杂或严重，可以参加从训练班到静卧训练、轻作业训练、重作业训练、社会生活训练的全过程实践，训练结束后还可通过参加生活发现会或担任志愿工作者巩固和发展训练成果。这种形式被称为全程森田心理训练。此外，该校与十几家新闻单位联合开办心理专栏，通过电视、广播、报纸、杂志向全社会推广普及顺其自然、为所当为的森田精神。

下文重点介绍森田心理训练班的情况。

### （二）森田心理训练班

曲伟杰老师是最早通过教学模式推广森田的老师之一，其教学录像在网络搜索即可找到。

### 1. 学习目的

学员接受森田心理训练的目的各有不同，其中包括提高心理素质与适应能力，解决神经质式苦恼（疑病、强迫、焦虑、恐惧、失眠、口吃及适应问题等）。

### 2. 教学内容

森田心理训练班通过五个单元对学员进行教育训练。

第一单元：榜样篇。①介绍冈本常男先生从心理障碍患者到成功企业家和森田疗法传播者的转变历程；②该校森田老战士现身说法，介绍自己接受森田心理训练的经历和体会。本单元训练目的是帮助学员树立榜样、明确目标、建立信心。

第二单元：陷阱篇。讲解疑病素质和精神交互作用理论：①疑病是对死亡的透支。②对苦恼的关注是苦恼的支柱。③神经质式苦恼的形成机制——"三自一折"。"三自"即自我中心（认知定位失当，表现为思考问题的出发点与归宿都仅以自我为参照系）；自作多情（情感本位，表现为自以为自己爱自己，或自以为自己恨自己；自以为自己最痛苦，自以为别人都幸福）；自以为是（主观臆断，表现为总把感觉当事实、总把想象当真理）。"一折"即欲望的挫折。本单元训练目的：使学员了解神经质式苦恼的形成机制，为预防或矫正心理障碍创造条件。

第三单元：方向篇。讲解顺其自然、为所当为的理论，使学员掌握打破自我束缚机制、激发生的欲望、实现人生价值的正确方向和根本原则。

第四单元：策略篇。讲解森田疗法的具体形式和自我调节的方法。①顺其自然的"四不一任法"。"四不"，即对痛苦感觉不拒绝、不掩饰；对愉快感觉不追求、不挽留。"一任"，即凡是感觉一律顺其自然。②为所欲为的定位法，即根据自己的社会角色确定自己的当为之事。③顺其自然与放任自流的区别。顺其自然顺的是感觉，放任自流放的是行为；顺其自然是为所当为的前提；放任自流是为所欲为的前提。顺其自然的实践标准是为所当为。在此意义上，为所当为本身就是最积极地顺其自然。该校献给首届森田疗法国际研讨会的横幅上写着一位学员的话："为所当为即自然。"

第五单元：实践篇。指导学员运用森田理论解决心理问题。森田疗法是一种行动哲学，只有通过行动才能转变态度与性格。本单元训练目的是使学员练习森田理论的初步应用，为今后的长期实践做好准备。

**3.教学特点**

•指导者与被指导者的关系不是医患关系，而是师生关系或教练与学员的关系。参加森田心理训练的学员被称为森田战士。

•形象化教学。教学图（由教师创作）使抽象的森田理论形象化，使学员易于理解、印象深刻。日新图由学员创作。森田先生认为，生活质量高低的标准不是心情的好与坏，而是生活内容的新与旧。我们要求森田学员每天画一幅"日新图"，内容包括三个新：新行动、新态度、新设想。实践证明，每天绘制日新图，有助于森田思想在学员生活中形成这样一种良性循环：心中之图→纸上之图→脚下之图。

•通过生活发现会巩固教学成果。

•心理问题未得到根本解决的学员可以随时转入全程森田心理训练。

**4.教育性质**

森田心理训练班的目标不是培养专业人员，也不是宣讲纯理论，而是融心理教育、心理训练为一体，帮助学员掌握顺其自然、为所当为的人生哲学和生活态度，通过对生的欲望的正确理解和积极开发促成人生价值的实现。

**5.教学效果评价方法**

•心理测量结果对比。

•态度对比。入学目的与结业收获对比（文字）。例如："过去感觉操纵我，现在我试着操纵感觉。""过去我把人生重心放在感觉上，今后要转移到为所当为上。""让行动做我一生的将领。"

•日新图对比。行动对比：换症（症状）为正（正事），带着苦恼干正事（行动）。

# 七、施旺红网络论森田疗法

当今社会，网络非常发达，我认为，通过网络推广森田疗法简单高效，前景光明。

北京大学的王晓松于 90 年代最早举办的网络森田疗法生活发现会是网络森田疗法的一面旗帜。随后网上涌现了一批"森田高手"，如 withboy、邓云天、小夏、岩松、易家言等。他们曾经是患者，也正是因为是患者，才有机会成为真正的高手。王晓松邀请我在生活发现会开设施旺红教授森田论坛，我在论坛里写了大量帖子，向不少神经症患者提供了义务咨询。可惜，生活发现会因为经济原因关闭了。在发现会版主小夏、波波的引荐下，我又到阳光工程心理互助论坛开设"施旺红博士心理专栏"，发布了大量帖子，义务指导患者，网友"银碗"就是在阳光工程网站上读了我的帖子后康复的。通过此论坛我帮助了大量患者，他们又感恩回报社会，在我的论坛里积极帮助他人，我真正的森田技能是在网络中打磨出来的。我将这些网络文字又总结成书，出版了《森田疗法在中国》系列丛书，包括《战胜自己——顺其自然的森田疗法》《抑郁症的森田疗法》《社交恐怖症的森田疗法》《强迫症的森田疗法》《中国森田疗法实践》。

我在阳光工程心理互助论坛免费指导患者十几年，写了上百万字指导意见，帮助了不少朋友。2014 年暑假，我创建了网络森田疗法学院 QQ群（369256946），将我的系列森田疗法专著及各种森田资料 500 多万字上传在群文件里，供大家下载使用。

为了更好地利用各种网络媒体推广森田疗法，我注册申请了名为"森田疗法专家"的新浪微博，将心理咨询师的学习日记、患者的康复体会，以及我在生活中对森田疗法运用技巧的感悟收集发表在新浪微博上；另外，还通过微博问答回复一些神经症朋友的提问。因为新浪微博的粉丝是无限的，这种形式便于更多的朋友学习森田疗法知识。

下面是我的微博首页内容，已经发布 8000 余篇文章了。

我是一名大学老师，讲课是我的职业，我利用一切可能的机会，将森田疗法带到我的课堂，融进每一个讲座里。通过 20 多年的实践，我已经将用森田疗法进行改良，创造出适合中国实际的心理咨询治疗的简易操作方法和技巧。许许多多重症患者经过我的治疗康复了，主动来到我的课堂讲述康复的经验，这些都是极其宝贵的财富。经过多年的摸索，我将森田疗法理论和咨询实践总结归纳，形成系统的讲座系列——森田疗法工作坊。我的森田疗法工作坊已经成功举办五十多次，实践已经反复证明，森田工作坊不仅可以培养森田疗法取向的心理咨询师，本身也是效果极好的团体治疗的形式，各类患者包括许多重症强迫症患者，参加我的工作坊后大多数有极好的疗效。我已经将我的讲座整理成不同系列，编辑成产品，上传在微信公众号"微师"平台供大家学习。

施旺红"微师"系列心理讲座课程目录如下：

**（一）"人生苦海，感悟幸福"系列课程**

☞ 概述

☞ 我是小小鸟

☞ 为情所困

☞ 无明烦恼

☞ 思维陷阱

☞ 知识有毒

☞ 追求完美

☞ 死的恐怖

☞ 人生意义

☞ 感悟的本质

☞ 苦乐超然

☞ 中庸之道

☞ 如何做人

☞ 向死而生

☞ 寻找意义

**（二）"心理咨询与自我调节技巧"系列课程**

☞ 施旺红解读心经

☞ 人性是贱

☞ 人生是苦

☞ 追求完美等于追求完蛋

☞ 美女军医、患者及家属谈森田疗法运用技巧

143

☞ 如何缓解高考压力

☞ 轻松告别抑郁症——抑郁症的森田疗法

☞ 著名日本教授解读森田疗法机理及运用技巧

☞ 心理诊断——心理咨询与自我调节的技巧（1）

☞ 如何建立良好的咨询关系（2）

☞ 心理咨询的关键技巧（3）

## （三）"森田疗法核心治疗"课程

☞ 森田疗法基本理论及运用技巧

☞ 社交恐怖症的森田疗法

☞ 强迫症的森田森疗法

☞ 顽固性失眠的心理治疗及自我调节

☞ 焦虑症惊恐发作的森田疗法

☞ 厌食症的森田疗法

☞ 疑病症的森田疗法

☞ 抑郁症的森田疗法

☞ 强迫意向的森田疗法

本人在网络上写了大量森田疗法运用技巧的文章，在此摘录几篇供大家参考。

### （四）森田疗法的运用要点

1. 理解人人都有烦恼，烦恼是不可能消除的

分析症状、烦恼产生的机制——自己内向、爱反省、追求完满，对自己症状的过分关注的性格，外界的压力，诱因导致症状恶性循环。

2. 通过行动打破症状的恶性循环

●分析自己性格中的优点和不足。

●发挥性格中优势，把注意力投向外界，尽量把自己每天的活动安排满，硬着头皮参加各种该参加的活动。

●有烦恼时照样能工作，在家里尽力帮家人做家务。

●忙忙碌碌时烦恼会自然减轻。

●症状出现时，不要紧张，不要坐在那里克服它，而是要立即转移注意力。不要过深地研究理论，森田没有高深的理论。许多人以为森田疗法

能使症状消失，那是不可能的。森田疗法是让你和症状做朋友，症状出现时不在乎，慢慢地适应它。

●分析人生不同阶段的各种烦恼，使自己有心理准备迎接各种烦恼；逐渐完善自己的性格，提高对挫折的耐力。

运用森田疗法就像学游泳，在岸上学理论、不下水是学不会的！

### （五）关于运用森田疗法的技巧

最近，许多患者来信诉说各种各样的症状，希望我能解除他们的症状。有些人整天泡在网上，阅读很多帖子，想寻找或钻研更高深的理论来治疗自己的症状，而不是去做事。这样症状不但不能减轻，反而因看了别人的症状使自己体验更多的症状。其实，运用森田疗法不需要多么高深的理论，记住："像健康人一样去行动，你就会变成健康人！"

为此我想再强调一点，不要期望有什么灵丹妙药能治你们的病，最好的医生是你们自己，最好的药就是把注意力投向外面的事物，很多人做不到这一点的原因是很难从做事中得到快乐感，所以就坚持不下去。

做事有几种，一种是一般性的事，做起来很让人厌烦，懒得做，如洗碗。如果你带着爱心去做（我的母亲很辛苦，或我的爱人很累，我洗碗能给她们减轻负担，让她们多休息一会儿），你干活的心情就不一样了，本来是举手之劳，自己快乐，家人也高兴，反过来自己又高兴了。现在的社会，每个人的压力都很大，神经症患者整天把自己的一些烦恼当成大病，让家里人承受更多的痛苦，总希望别人关心自己，总恨别人关心自己太少。但是，他从来不站在别人的立场上思考问题，不体谅别人的难处。自己也没有什么残疾，然而一点小事都不愿干。不想干事，一个人自寻烦恼的时间就多了。实际上，你带着爱心去为别人做事，受益最多的还是你自己。

另外一种事是有目标有计划的事，也就是有追求。比如，我决定明年考研究生，从现在开始，有计划地复习并坚持，最后即使没有考上，这一年肯定有不少长进，很充实。幸福的生活总是建立在有追求的行动上。没有追求的日子就像无头的苍蝇。如果没有追求，没有行动，神经症就会对你进行惩罚！（当然，如果不爱思考，也就没有事。）知道了这些简单的道理，努力去做事，自然就好了！

因此，经常上网，到处寻找高深的理论没有太多的好处。路在自己的脚下，自己不走，没有别人背着你。心理医生只是指路人！

尽管每个人症状不一样，但原理都是一样的。至于每个人的行动和计划、目标，只能由你自己去定，你在行动中会体验成功的欢乐，进步的喜悦。但不止这些，也许还有更多的失败的痛苦。生活就是这样，无论是什么样的体验你都得承受。人生不如意十之八九。你现在的烦恼是没有意义的，行动后的痛苦是你不得不承受的。如果期望着生活中没有烦恼，别人都来关心你，什么事都心想事成，那是非常幼稚的表现，你得为你的幼稚付出代价，代价就是神经症带来的烦恼！好好体会吧！

## （六）论如何为所当为

森田疗法中，"顺其自然，为所当为"是其精髓，理解起来很容易，但做起来很难！如何为所当为？患者经常带着症状去学习，可症状顽固反复出现，他们很快就失去信心，产生怀疑了。为所当为是有技巧的。我认为，行动必须有计划，有目标，有建设性，坚持做时自己还应不断总结自己在行动中的体会，体验到成长，体验到快乐。人是趋利避害的动物，没有快乐的事情是很难坚持的。下面我将一位烦恼者的困惑和我的答复摘录如下，帮助大家深化对"为所当为"的理解。

案 例

施教授：

您好！

非常感谢您的帮助。您这么快就给我回了信，让我非常感动。

我来这个网站已经半年多了，刚刚又拜读了一下您的一些帖子。原来也曾因为看帖子，尤其是（看）别人的症状而有所领悟，感觉自己完全恢复了，还天天帮助其他的人，但大多是好了几天就又反复发病。

保持充实的生活很重要，对吗？这是您的主要观点。其实我有数也数不清的欲望想去实现，一天就算是四十八小时也不够用呢，但我根本没法做。

现在我最想做的事就是学习，实现目标，可是我一拿起书本就马上开始烦恼。

现在我总是担心别人会学我，超过我。因为我发现同学拿到了一本新书都不会去看，总是老师讲到哪看到哪。我感到太不可思议了，我（通常）会几天内看完，好对一门课有一个整体的把握。于是我害怕我在书上画线，同学看到了会表扬或学习我（这种想法真是太可笑了，可我对它无能为力）。于是我每回拿起书没过多久就会有这个想法，然后马上就焦虑，一焦虑我就看不懂书了，而且人很难受，头晕。

森田不是说无论脑子里有什么想法都由它去吗？我也曾试着不管我对同学的担心，继续看书，结果就是我的焦虑让我要晕倒了。

日子非常难熬，因为如果不学习、不工作，那还不如死了算了。可我又学不成啊。只要是跟成功有关的（事情）我就紧张。人家表扬不得，自己也不能表扬自己，比如我一想到自己的某个举动很出众或是很精明就会紧张。

（真是抱歉，本来是封答谢信，不想再占用您的时间了，可没想到一写又不可收拾了，我尽量简单点，抱歉！）

这些日子我试着使自己看淡荣誉，可这方法基本上不起效果，一点也没用，我感觉这简直就是在要求自己做一些做不到的事——不看重学习什么的。

为所当为，可是为的结果就是几个小时拿着书本在那里忍受头晕和焦虑的折磨，而书本几乎就是看不懂的，这是为所当为吗？还要继续这样吗？这样下去实在是太痛苦了。而且最关键的是我学习是有目的和阶段的，如果看不进书很难再继续下去。第一课塌了接下去就是第二课，循环下去实在是受不了啊。很困惑，不过我会试着继续保持每天充实的生活的。这里再奢望请求您的一点小小赐教，行吗？

非常非常感激您！！！

我的答复：

你好，你的症状经常反复出现，这是许多人常有的体会。如果你看了易家言的《强迫症的体验》，你会深深认识到克服自己的症状需要一个较长的过程，你必须要有耐心。你看书的行为并不起任何作用，而且，看书对你而言是在与症状纠缠。你应该做一些户外运动，如跑步、打球等，不管你从事什么行动，应该是有建设性的，自己能从中体验到快乐。比如，一般的跑步，很难坚持下来。你应制定计划，今天跑500米，数一下自己的心跳是多少，有多累，出了多少汗；

将它记录下来，每天写日记鼓励自己坚持下去。坚持一段时间后，可能一口气能跑2000米，出的汗并不多，自己的感觉好多了！这样不断从运动中体验进步，体验快乐。你缺少运动，多运动，多出汗，对你会有许多帮助的，试一试吧。

为所当为不是那么轻易能做到的，我看到了你的努力，也看到了你的希望，但是你一直在和自己的症状纠缠。你觉得自己好像明白了森田疗法，实际却是一知半解。每天增加运动的时间，练习某一项目，以参加今年学校的运动会为目标！每天的练习一定要出一身汗。因为，焦虑时，体内存在着许多垃圾，出汗能排去这些垃圾，你会感到很舒服的！不能期望着一两天能好，要坚持很长时间。另外，你可能缺少与人交往的时间，不能将自己一个人封闭起来，整天与症状纠缠，这样不利于恢复。不要对别人诉说自己的苦恼，即使不高兴，装着很高兴的样子，慢慢地你真的会高兴起来。积极参加集体活动，尽量多做一些帮助他人、帮助集体的小事情，大家会表示对你的友好，这样也会使自己快乐起来。总之，如果你尽量把自己每天充实起来，你烦恼的时间就会少了。你的症状令周围人难以理解，他们可能会认为你不好交往、内向，甚至自私。按我说的那样做，并坚持做一段时间，你会发现自己变得外向一些了，自己的性格完善了。森田疗法的一个关键是通过行动完善性格，通过行动去体验。

## （七）关于失眠

案例一

尊敬的施教授：

您好！

我是（生活）发现会的一名新成员，今年大三，但在神经质方面却是一名"经验丰富的老手"了。我发病至今近6年。最近被失眠困扰数日，很是痛苦。失眠这个问题在很小的时候就给我留下了阴影，只是开始一直没怎么发作，虽然时常有失眠恐怖，但失眠不是很严重，也很快可以过去。真正出现神经质失眠是去年2月，度过了大约4个月严重失眠的时期，从此陷入长期的失眠恐怖。那时我去看过心理医生，他们无非是开药，然后进行心理开导，比如给自己好的心理暗示啊，深呼吸啊，转移注意力啊，按摩啊（后来知道是属于行为疗法）。但所有的方法试过了都没什么效果，无法消除紧张和焦虑，因为我觉得我失眠的主要原因是预期焦虑。咨询了很长时间都没有明显好转，自己也感觉心理的毛病没有彻底解决。直到后来接触到森田疗法，我买了几本书，自己看自己理解自己体会。一开始很有效，我很快体会到顺其自然的状态，不去回避、压制症状，症状很快就减轻了，不论是失眠，还是强迫思维、焦虑恐怖。我心里非常高兴，我想我终于可以慢慢走出以前那种痛苦了。我坚持用森田精神指导自己，对我来说，它不仅是一种治疗方法，更是一种生活态度，让我改变以前很多不正确的观念，比如极度完美主义等。这样的状态持续了将近1年，症状大幅好转，即使有时症状有反复，心里也可坦然接受，心境比较舒淡。

可是，好景不长。在今年6月，不知为什么森田疗法逐渐失效，主要是在失眠问题上。以前用森田疗法即使失眠心里也不会太焦虑，而6月底由于考试压力大，睡眠很不好，持续了一个多星期。考完试后，我想多休息就会好些了吧，但不知为何仍然睡不着。开始也不太焦虑，后来又持续了几天，甚至有一天通宵没睡着，症状变得前所未有得严重，我便开始焦虑和紧张起来了。这时再用森田疗法，就不大起作用了。我再也体会不到以前那种心态，即使努力体会顺其自然，也依然不能减轻焦虑和痛苦。

于是我尽快回了家。家里的环境比学校好得多，有父母的关心照顾，回来一度睡眠好转了一些，但心里的问题没有解决，很快再次出现失眠。到现在已经10多天没睡个好觉了。通常是半夜醒来就再也睡不着，睁眼到天亮。由于有这样的经历，如果半夜醒了，那种焦虑就会随之袭来，害怕自己又会睡不着。可是这种焦虑是你无法摆脱的，是种条件反射。其实你很想睡，也可以睡得着，但因为担心和焦虑阻止你再次入睡，所以又越发焦虑烦躁起来。这就导致每天凌晨四五点钟必醒，醒后必然无法再次入睡。白天精神疲倦，心情烦躁不安。而且现在我面临考研，又非常担心这样的状态能否胜任考研的重荷。种种压力加上失眠的折磨令我非常痛苦！在这期间，我使用森田疗法仍然不起作用。所以，我想到上网去查阅森田（疗法）更多的资料，因为之前只看了3本书，而且都是选择性地看，我对森田疗法可能没有真正理解。于是，我来到了（生活）发现会，看到了很多和我症状相同的朋友，也看到了很多解决办法。我把森田精神又仔细体味了一遍，却发现自己不幸钻进牛角尖，陷入思维怪圈里了。现在我痛苦不堪，向施教授求救！希望能给困扰中的我一点指导。谢谢！

我的答复：

因为压力而导致失眠是每一个人都经历过的事情。失眠的原因多种多样，其中相当一部分人陷入了失眠—预期焦虑—失眠的陷阱。关于森田疗法如何治疗失眠的问题，其关键点有二：一是要认识到睡眠是一种自然现象，累极了自然会睡着的，而且个体差异很大，不能强求自己每天必须睡几个小时，这是理智控制不了的。所以，只要第二天还能正常工作就行了（尽管第二天效率下降一点），自己主观上的各种努力都是帮倒忙。二是用行动打破失眠—预期焦虑—失眠的恶性循环，少想多做。具体措施如下：前一天没睡好，第二天白天千万不能睡，不能午休（很关键），不能打瞌睡，一分钟也不要。如何能做到这一点？就是不要让自己闲着，找些事做，逛街也行。坚持到晚12点，把自己累到精疲力竭（最好运动1小时以上，出一身汗）。如果这样做了，相信会睡得很香。即使还是早上5点醒来，只要感到头脑清醒就知足了，因为已经睡了5个小时，足够了，说明自己的睡眠质量好。如果不想起来，闭上眼，听一听音乐或外语，实际上这也是在休息，说不定过一会儿又睡着了，没睡也没关系。总之，别老想着睡眠的事。易家言是一位失眠患者，患有严重的失眠和强迫症，自学森田疗法后解决了自己的烦恼，将自己的体会发表在生活发现会论坛上。

我曾一口气读完了易家言的《经历失眠》，深受启发。仔细回忆我自己的成长经历，我的睡眠也不正常。不过我的问题是睡眠过多，从高一开始直到大学毕业，我几乎每天上午睡三节课。现在同学聚会时，常常成为同学们的笑料。我的睡眠易受干扰，当事情多压力大时易失眠，而且是通宵不眠，但第二天睡上一整天。我是夜猫子，晚上看书学习效力极高，白天昏沉。我家的ADSL接通以前，失眠时我主要听日语或英语，有时也躺在床上海阔天空地空想，设立各种目标，经常写日记。只是，我从来没有把我的失眠当成问题。我认为每个人有他自己的生活习惯特点，夜猫子就是我的特点。我的日语是从零开始自学的，主要在晚上，我经常是睡着了walkman还响着，不知道自己是几点睡的，也不在乎。1999年6月的一天，夜里不知几点，突然冒出邀请国际森田疗法理事长来我校做报告，我做翻译的想法，第二天就写信联系，两周后得到肯定的答复，此后几个月，我每天晚上失眠学日语，做梦说日语。9月25日圆满完成翻译任务，得到不少成就感。今年元月ADSL接通以后，我第一次接触此网站好像也是在半夜。加盟之后经常深夜留言。我知道，这不是好习惯，易伤身体，现在有意识地慢慢调整。

我从来没有为自己的睡眠问题烦恼过，因为我认为，睡眠是一种自然的规律，累了就自然睡着了，睡不着还是没有累够。如果白天打瞌睡、小睡或不积极活动，实际上是在攒精力留着晚上失眠用。

在此之前，我从来没有认为自己的睡眠有问题，读了易家言的《经历失眠》，仔细回忆自己的过去，才发现自己的睡眠也不正常，只不过我没有把它当问题，反过来，巧妙地利用了它。俗话说，心无二用。你的注意力指向睡眠，整天关注它，它就越来越成为问题，而忘记了其他许多该做的事，形成了森田疗法理论中所谓的"精神交互作用"的恶性循环。而当你的注意力指向学习、研究或其他事情时，即使失眠了，也没有意识到它。最简单的，比如一个陷入恋爱的人可能通宵失眠，可从来没有人主诉失眠。所以我认为，正常人都会失眠。天下本无事，庸人自扰之。

**案例二**

下文是易家言的《经历失眠》，希望能够让更多的人受益。

### 经历失眠

从懂事的时候开始睡眠就不太好，真是莫名其妙。躺在床上不能很快入睡，本来已有明显困意了，但当睡下时却困意全无，反而兴奋起来。情不自禁地想着我什么时候能睡着呢？（我）对声音敏感，有一只蚊子或苍蝇在屋里飞都无法入睡，要起床把它打死或轰走。有时似睡非睡的，想起一件要办的事，其实办不办都无关紧要，但办了心里才踏实，否则就总惦记着不能入睡。在冬天要把肩膀两边的被子裹得严实不漏风。跟着父母到山区时，宿舍外的墙上有一照明灯，开关是一根长拉线，拉线的一端坠了一个小塑料。秋风吹来塑料打在钉子上发出"铛——铛——铛"的响声，为这声音我睡不着，夜里起来把塑料固定在钉子上。有一次竟然感到自己的呼吸声音干扰了入睡。

因为睡眠不好我常常感到心急，越急就越睡不着，越睡不着就越急。

有时半夜睁开眼看看，呦！十二点了，闭上眼睛好一会儿想想可能夜里两点了吧。也许到快天亮的时候才迷迷糊糊睡着了。

即使早早睡着了也感到睡得不踏实、不深沉，梦多，早晨醒来疲劳、累，脑子不轻松，感到头重重的。我妈的睡眠也不好，几十年都是那样，据她说睡眠不好是因为小时候她整天背着玩的小弟病死了，由此造成创伤落下失眠症。因为睡眠不好她常不愉快、生气。为此她常年服用"舒乐安定片"，我妈也劝我吃。我一向对吃药不感兴趣，因为从小听医生说吃药会降低身体的抵抗力，能不吃就不吃。但是睡不着觉是很难受的，按我妈的要求安定片还是要吃。当我把药抓在手里还没吃时，就感到发困要睡了。

我睡眠不好不知是天生的还是后来的环境造成的。在家里，我奶奶、姐姐、妹妹睡眠都不像我。奶奶说我姐睡觉最踏实，躺下很快就能睡着，打雷下雨都不碍事。姐姐参军后曾到海边训练，她说夜里周边惊涛拍岸，同样睡得很香。但在一九七九年，她参加越战（对越自卫反击战），十三天没怎么睡觉，因怕越军偷袭。过度的兴奋使她失去了正常的抑制，兴奋抑制失调，睡眠从此就不好了，多少年过去还是对夜间的声音很敏感。有一次回家探亲，深夜风吹树叶的响声都会使她睁开眼睛。参加越战后她的睡眠一直没有恢复到战前状态，直到她38岁病故。

我的睡眠不好可能与后天环境有关系，从小被树立成先进模范，压力大、思想负担重，失去了自然流露天性和玩耍的机会，这对自身的睡眠肯定有负面影响。

自己的睡眠不好从小学六年级开始，到高中毕业后下放农村第一年，差不多有六七年的时间。在此期间很羡慕睡眠好的人。高中住读，羡慕同寝室的同学熟睡的声音，羡慕他们有一个好的午休，谁会想到一个个荣誉光环的背后还有这不可求的睡眠所带来的无奈烦恼？

高二至高三毕业的前半年，（我）获得了可遇而不可求的睡眠，那就是上课时打瞌睡。因为参加了学校宣传队，晚上排练节目到深夜，还要经常外出演出，非常疲惫，睡眠严重不足，兴奋和抑制搞颠倒了，晚上兴奋，白天上课自知不该睡，并克制自己不睡，但依然会打瞌睡。老师经常提醒，但我毫无办法，老师也没办法。这样的睡眠没有任何杂念、焦急，是效率很高的休息，比夜间睡觉的效果好很多。夜间该睡的时候睡不好，白天不该睡却睡得很好，这是大脑兴奋与抑制的交替规律，在心理方面，大脑深层次的逆反规律则表现得清清楚楚，逆反心理是这种逆反规律的外在表现。睡眠不好是否与这一规律相悖？

在这段时间晚上睡觉也强了一些，主要是太疲劳，也没精力焦虑，但梦多，脑子很累，真是日有所思，夜有所梦。

高中后半年睡眠变差。因为当了长达七年的标兵模范，在偏离常态的环境中，使自己的思维品质、性格严重偏激，这正是作为先进榜样的顶峰时期。月盈则亏，强迫症的爆发离我越来越近，爆发之前是以睡眠变差的形式表现出来的。在强迫症将要爆发的那段时间，睡眠变差与睡眠障碍不同，不是因睡不着觉而着急、焦虑。当时精力不能集中，健忘，无法调整出感觉的最好状态，白天大脑不清晰，昏昏沉沉，晚上躺在床上大脑仍是乱乱的，不能静下来，即使睡着了也是睡得很浅。

强迫观念爆发后，头三年睡眠不好，因强迫观念很厉害，每时每刻都折磨我。这对入睡是有影响的，强迫观念波及入睡，只有到睡得很深的时候强迫观念才能暂时中止。

三四年以后，我的睡眠有了彻底的改变，这是因为强迫观念带来的痛苦远远超过睡眠焦虑情绪，强迫神经症给我带来的刺激使我的所有注意力完全集中在此。这正应了苏联心理学家巴甫诺夫的理论："一个更强的兴奋灶取代了一个相对薄弱的兴奋灶。"强迫症彻底改变了我的睡眠，这也是歪打正着。

后来我的睡眠很好，在部队，席地而坐听首长讲话，半小时我都能睡着，睡得实，一点睡眠杂念都没有。首长讲话结束我会自然醒来，旁边的老兵为此责怪我："怎么半小时都这样睡？"一方面是认为这样不该，再就是对如此好的睡眠感到稀奇。

野战部队的训练从实战出发，很艰苦，整天在山上奔跑。吃了晚饭后还有公差勤务，夜间站岗。一天夜里站岗，疲惫难支的我躺在哨位边上半米高的蒿草里大睡，步枪也被摔在一米开外的野草中。此情此景令前来接岗的战友一阵惊慌，循着鼾声找去，见我四肢舒展正睡着。

我认为我患强迫症是由于表现太好、对自己要求过头造成的，为了改变性格，我对自己放松要求，变得散漫，白天站岗睡觉也是常有的事。因日常太辛苦，抓紧时间休息，以恢复体力。有一天在岗亭里睡着了，被参谋长查到，让我背哨兵纪律条例，我自然背不出来。我对这些毫无兴趣，谁愿意背那个？弄得跟随参谋长检查的营长十分尴尬。

就这样十几年过去，睡眠一直很好，质量高，很少做梦，第二天精力充沛。这是强迫症帮了我的忙。

当我通过学习森田疗法不再受强迫症的干扰时，久违的睡眠问题又回来了，这是让我想不到的。一个兴奋灶取代另一个兴奋灶不是解决问题的根本办法，关键是对睡眠的观点要正确。在强迫症干扰很厉害的时候，我虽然睡眠质量高，白天精力充沛，可充沛的精力都用在对付强迫观念上。

用巴甫诺夫的理论解释当时很好的睡眠质量是贴切的，但"一个较强的兴奋灶取代一个相对薄弱的兴奋灶"不能彻底解决问题，再说前提是要有较强的兴奋灶，可这到哪里去找呢？即使现在有，将来一旦失去它，那么被掩盖的问题会重新冒出来。

好在学习心理学知识寻求根治强迫观念的办法的同时，我也掌握一些睡眠障碍的知识，使自己能正确对待重新冒出的睡眠障碍，没有形成执着，顺利走出过了困惑。

小时候的睡眠障碍原因在哪里呢？睡觉是自然的生理需要，白天和黑夜大脑的兴奋与抑制是生理的规律。在障碍之前我睡觉是比较好，后来不好了是为什么呢？把先天的因素放在一边，对睡觉好与不好所带来后果的迷惑是关键原因。睡得不好会怎样？万一睡不好怎么办？这是存在于潜意识中的心理困惑。在生命的历程中，要经历对这些问题的认知，以积累经验和教训获得对生活知识正反两方面的正确看法，提高心理素质。自己有这样的迷惑深层次是对睡不好的担忧，执着深了就发展到对睡不好觉得害怕，害怕更加导致睡不好，睡不好强化了害怕，不良循环发展成恶性循环。

这里有必要说一下，睡眠障碍跟先天素质应有一定关系，在同样的环境和条件下，为什么别人没有睡眠障碍而你有？因为你的易感素质在这里，形成了睡眠障碍的"固结"。有了这方面的先天素质，是否就没有办法排除睡眠障碍了呢？不是的。我是神经质素质，我发生强迫神经症与这一素质有很大关系，我的"固结"点十分顽固，但通过实践森田疗法强迫症已与我远离，这说明有神经症素质的人患强迫症同样能痊愈，有睡眠障碍的人也一样。当然要找到适合于自己克服障碍的方法。

小时候为了让自己能尽快睡着想了很多办法，这些办法主要是我妈传授的，一种是睡不着就数"1、2、3、4、5……"；一种是把手放在丹田处，心中默念"松……松……松……"；还有就是睡不着就看书，通过看书让自己发困。这些办法效果都不明显，特别是看书，越看越兴奋。我对半夜起来上厕所也很伤脑筋，睡得迷迷糊糊的，上完厕所就睡不着了，睡不着心里就急、焦虑。刚发现有这一体验时还无所谓，可日久越来越敏感，睡得再迷糊，一上厕所马上一点困意都没有，数数、放松更是没一点用，只有忍着似睡非睡到天亮。有时也能睡好，那就是在十分无奈时想到"睡不着就算了，不睡了"，这样一来反而睡着了。

为什么要数数？为什么要默念"松……松……松"？为什么要看书？本来大脑要休息，却额外让大脑想这些，这不是干扰吗？这样做的目的是什么？是为了能按照自己的愿望尽快入睡，这是执着，执着没能促进睡眠，反而成了阻挡自然入睡的一道坎。本来睡不着就够难受的了，又增加了一道坎，从而增加了入睡的难度，这是多么划不来呢？我觉得失眠症起源于心理障碍，顽固不化的失眠是神经质症的一种。既然是心理障碍和神经质症，就有它的特征和规律，不能违背。前一段时间看了网上的一篇文章，讲一个人在行进途中，遇到路中间有一块小石头，他试图用脚把这块石头踢开，不仅没踢开，石头还越变越大，使他无法逾越，以致于不能继续前行。当他放弃要踢开这块石头时，石头又还原到原来的体积。这虽是神话，但揭示了神经症的特征（当然也包括失眠的特征）。

当你越要克服失眠，则越克服不掉，越把睡眠当成大事，它就成了难事。反之，以平常心待之，睡眠就成了平常事。有人睡觉之前跑步、用热水烫脚、开窗通风。目的是什么？跑步是为了锻炼身体，烫脚是为了解乏，通风是为了呼吸新鲜空气，这是好事。但有失眠症的朋友若将这些做法与促进睡眠联系在一起，则是制造了紧张，增加了心理压力，成了执着。试问这样做真的能促进睡眠吗？若这么些办法都用了仍不能改善睡眠，岂不是强化了失眠？

为什么一心想入睡却睡不着，当"睡不着就算了"的意念一出现时反而睡着了，这难道不是失眠症与思维对抗的微妙体现？也就是森田疗法中所提到的"拮抗"作用，这正是神经质症的特征，也是它的规律。要尊重这一规律，否则就会面临失败。当然不能为了要睡着而想着"睡不着就不睡"，若这样仍然存在着执着，一定要把执着彻底放下。

因此要接受失眠，与之共存，甚至与其交朋友。这样你势必会获得全新的轻松感受，心旷神怡地进入一片新的天地。

靠药物不能根治强迫症，在症状严重时吃药可以抑制大脑，暂时减弱症状的折磨，不过，有吃药经历的朋友可能体会到，即使吃了药强迫观念仍然会顽固地出现。但是，用药物治疗失眠，其效果比对付强迫症明显得多。因为失眠是大脑兴奋与抑制失调所至，而药物（安定片、安眠药等）能控制大脑的兴奋，帮助你抑制，从而使你尽快进入睡眠状态。但即使效果明显，仍不是根治失眠症的根本办法，因为失眠症主要缘于心理原因，而药物是不能解决心理问题的。吃药的结果是什么呢？它有两方面的作用，一是控制兴奋使你睡着，再就是吃药的行动本身成了种暗示，促进了睡眠。正像第一篇所说的，药拿在手里还没吃就有了睡意，这是药物作用的条件反射，这种暗示（条件反射）也是对失眠的一种心理控制，而这种控制是以吃药的行动来实现的。随着暗示的反复强化就形成心理依赖，不吃不行。在这种情况下，高明的医生把糖丸说成是安眠药让其服下，也可起到与真安眠药相同的作用，对药物的心理依赖占据了上风，药物自身的作用则退居到第二位，对药物依赖成瘾的新的心理障碍形成了。

对药物依赖成瘾，被睡眠障碍掩盖着，在睡眠障碍还没解决的情况下，新的障碍又形成，这新的障碍实际上是根治睡眠障碍的绊脚石，往深层次想一想，是不是这样？因此有失眠症的朋友一定要树立坚定的信念，根治失眠要从心理入手，依赖药物不是根本的办法。

再说，通过吃药而入睡，不是真正的高质量的睡眠，不可能获得发自生理自然深度的、深层次的、高质量的睡眠，这点大家一定深有体会。暗示的作用是明显的，超强的暗示可以让人死，也可以让人活。苏联心理学家巴甫诺夫对被剥夺一切权利的死刑犯做了一次试验：通知死刑犯马上用静脉注射的方式执行死刑，并告知药性非常厉害，注射后三分钟之内死亡。过了必要的时间，医生开始注射。但注射的并不是毒药而是对身体毫无伤害的蒸馏水，三分钟后犯人在极强的心理暗示之下死去。

休息是多方面的，不一定非是睡觉，不能拘泥于一种形式。体育是读书的休息，同样读书也是体育的休息。上班、看电视、跑步、劳动、做家务活等都互为休息。任何一项活动做长了都会疲劳，过了头就会造成兴奋与抑制的失调，时间久了就会带来障碍。就我自己来说，热爱工作、练习书法、喜欢收藏、上网谈对心理学的感悟，这四方面投入的精力都不少，但从来不感到疲劳，因为彼此之间是互为调节、互为休息的关系。

有这样一种说法，中年人每天要保证八个小时左右的睡眠。现在我们把青少年和老人的睡眠时间放在一边，专门谈谈中年人这八小时睡眠问题。

每天睡八小时是不错的，这是正常的生理需要。但是"要保证"这三个字似乎就没什么依据了，正如南京脑科医院鲁龙光教授所说的，保证八个小时睡眠是谁规定的？是不是通过科学试验得出的结论？没有谁规定，也从没听说科学界有过这样的结论。睡眠时间的长短是由各人不同的生理需要自然形成，有人时间长，有人时间短。英国有一位科学家，每天要睡十二个小时左右，否则第二天就不能精力充沛地工作，而周恩来总理每天仅睡四五个小时，仍然精力充沛、记忆力极佳。所以不要为睡眠时间的长短去计较、去发愁。白天大脑处于兴奋状态（醒着），夜间大脑处于抑制状态（睡着），当你兴奋到一定的时间后，必定要进入抑制状态，光兴奋不抑制，或光抑制不兴奋，都是不可能的。有人躺在床上睡不着心里着急得不得了，盼望自己尽快睡着，其实睡不着是因为你兴奋的时间还没结束，为什么要强制自己提前进入抑制状态，这不是给自己找别扭吗？兴奋结束后你自然会达到抑制状态的，何必强为呢？

兴奋和抑制要顺其自然，不该睡的时候非让自己睡，想睡的时候又强制性地不让自己睡，这都不是科学的态度。前面讲到的英国科学家，白天在上课或做学术报告时，若困意来临（即大脑要进入抑制状态时）他会坐在讲台的椅子上呼呼睡去，十几分钟后会自然醒来。

白天工作，夜间睡觉，是作为人这种高级动物的自然生理规律，但也不是绝对的。许多事情要因人而异，不能一概而论。白天睡也是可以的，有白天睡觉习惯的人若条件许可在白天多睡一会，这可能给工作带来一些影响，但有什么办法呢？你是白天睡觉的规律，只好顺其自然了。毛泽东主席就是夜间工作，白天睡觉。所以要根据个人的生理规律去处理这些问题，不要违背规律的框框。

当然有失眠症的朋友情况要复杂得多，兴奋和抑制常常处于临界状态，该抑制时抑制不下去，该兴奋时又兴奋不上来，有时两种状态搅在一起，兴奋和抑制互相打架，非常痛苦。

为了睡觉而睡觉就睡不好觉，创造条件防止失眠则加剧失眠。

失眠有三种表现形式：功能性、药物依赖性、习惯性失眠。先讲药物依赖，不吃安眠药就睡不着，不管药的作用怎样非吃不可。正像鲁龙光教授讲的，有一个人，本来每晚吃两片药才能入睡，后来在医生指导下减药，由两片减到一片半、一片、半片、一片的五分之一，药已无法再分割了。其实这五分之一已起不到作用，但这人一定要吃，不吃就是睡不着。再就是习惯性失眠，每夜在固定的时间，总要醒来一两个小时睡不着，这是人体生物钟的表现，或者以前喜欢半夜看书（认为那时记忆力好），所以形成到时候就醒的习惯，准确地说这不能算失眠，习惯成自然，要尊重这个自然状态。前面讲的这两种情况与社会因素没有关系。功能性失眠是社会心理因素引起的，这有两方面原因，一是外界的某种压力的力度太大，超过接受能力，受无法解决的问题的困扰，心理冲突频繁，失去心理平衡。大脑因此持续兴奋超过了度，无法自然抑制（在这种情况下人为地去强迫自己入睡，在本应是自然的事情里加入人为的成分，这就形成焦虑，更睡不着）。因此，解决这一问题的根本是把不平衡的心态调整至平衡。二是失眠留下的创伤形成"固结"，创伤无法抹平，固结不能离去。面对这深层次顽固的失眠症，只有按森田疗法，与之共存，交朋友，去寻找失眠给自己带来的好处，把它当作人生旅途中的一笔财富，若如此，你一定会获得一片新的天地。

文章写完了，若能给有失眠困扰的朋友带来启示，自己则感到欣慰。

易家言

## （八）抑郁症自我调节之关键

案 例

施教授：

抑郁症复发出现诸多非理性的负性思维（想法），如归己化、贬低自己、非黑即白、乱猜疑等，并且有层出不穷的强迫观念。抑郁症和强迫症交互非常痛苦。痛苦是不会消除的，只是希望老师救命，指点能承受这种痛苦的策略。行动靠自己，我现在在读森田疗法和认知疗法的书。

我的问题是抑郁症加上有大量强迫思维，有时是抑郁为主，有时是强迫为主相互恶性循环。看了森田、您和鲁龙光老师的著作，对强迫症状有所领悟。药在吃，单靠这个也不行，心理辅导和自己的行动是必须的。人到中年，为了自己，为了家庭，为了我爱和爱我的一切，恳求您赐教。

按照贝克等的认知治疗原则，当负性思维想法（比如我真笨、我是无用的）等出来后，就要设法记下来，看看到底是哪类错误，比如非黑即白，归己化或者应该推理等，并用合理的想法替代它们。而森田疗法认为这些想法无论好坏都要接受而非排斥。两者怎样理解，似乎有矛盾？这些负性想法是否就是森田疗法的"症状"？

我的答复：

谢谢你的信任，我认为抑郁症是很痛苦的情绪障碍，负性思维想法是它的症状之一，是抑郁症的一部分。健康的时候可能也有负性思维的性格特点，但和犯病时相比就不是一回事了。在严重抑郁发作时，很难通过改变认知来改变负性思维！

森田疗法本来并不是针对抑郁症的，但近年来，国内外学者将其发展用在抑郁症的调节养生方面。在日本，以中村敬先生为首的学者在这方面做了不少工作，我读了他的文章和专著，深受启发，于是花了一年半的时间与中村敬博士合著了《轻松告别抑郁症——森田养生法》。

这本书提出的观点与现在国内外其他学者的观点完全不同，因为许多专家学者以及家人、亲朋好友都不断激励病人要努力改变自己、改变认知，努力和抑郁作斗争，或者用参加运动、旅游等方法转换情绪，结果是徒劳无益！

中村先生的观点是：得了严重的抑郁症时，要接受这样一个事实，即情绪低落、兴趣丧失、负性思维是抑郁症的特点。病人由于长期的心理冲突导致精力衰竭，元气大伤，这些症状也是机体对我们的警告，是没有任何办法的，对它的焦虑、担心和努力运动、娱乐活动都会加速耗尽精力和元气，就像汽车没有油，走不动了，使劲踩油门只会伤害发动机一样，我们必须尊重客观规律！抑郁症不是精神病，是一种能自愈的情感障碍！人天生就有自愈能力！自愈的周期较长，要半年左右，如果服用抗抑郁药物，绝大多数两周就好转。但许多病人刚好就停药，并且开始努力补偿以前的损失，结果立即复发，掉进反复发作的陷阱，自己恐慌绝望。因为抑郁症恢复时的特点是时好时坏，有个过程，不懂这个规律是许多抑郁症变成难治性病症的原因。

所以，森田的治疗精髓"顺其自然，为所当为"，在治疗抑郁症时的意义和对强迫症是完全不同的。在这里，"顺其自然"是指要接受抑郁症这个事实，了解它的特点和恢复规律，"为所当为"是指什么也别干，安心卧床休息，按规定坚持服用抗抑郁症的药物，无为而无所不为。抑郁的症状缓解后，负性思维自动缓解。恢复期不是急于弥补耽搁的工作，而是慢慢来，反思自己得病的各种原因，例如，减轻自己的心理压力，重新调整人生目标，认识自己的性格特点，不要追求完美，不要盲目攀比，不要蛮干。了解抑郁症的早期症状，如果能够做到这些，下次开始出现早期症状时只要充分休息，好好睡上两三天，就可避免发作了。可以说，许多人的抑郁症都是可以避免的，由于过分努力改变，过分恐慌，反而使自己跌入陷阱。

中村敬先生的养生观点是非常符合实际情况的，他从事抑郁症的治疗和森田疗法实践30余年，将两者完满结合，是对森田疗法的一大发展。我有幸在中村老师的指导下从事森田疗法的研究。我读完了他的著作后，兴奋得好几天睡不着，下决心一定要引进国内。此后，花了一年半的时间终于完成了《轻松告别抑郁症——森田养生法》这本著作，后又出版《抑郁症的森田疗法》。我相信，这些书对抑郁症的治疗是有重要作用的，希望读过我的书的患者能在积极发表感想，让更多的人受益！